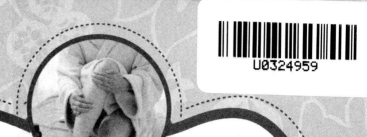

U0324959

健康不衰老
先养腿和脚

卢　维◎编著

华龄出版社

责任编辑：潘笑竹　李　杨

责任印制：李未圻

封面设计：国风设计

图书在版编目（CIP）数据

健康不衰老，先养腿和脚 / 卢维编著. —北京：华龄出版
社，2013.1

ISBN 978-7-5169-0274-5

Ⅰ.①健… Ⅱ.①卢… Ⅲ.①腿部—养生（中医）—基本
知识 ②足—养生（中医）—基本知识 Ⅳ.①R212

中国版本图书馆CIP数据核字（2012）第318671号

书　　　名：健康不衰老，先养腿和脚

作　　　者：卢　维　编著

出版发行：华龄出版社

印　　　刷：三河科达彩色印装有限公司

版　　　次：2013年11月第1版　2013年11月第1次印刷

开　　　本：710×1000　　1/16　　　　　　印　　　张：9.75

字　　　数：100千字

定　　　价：24.00元

地　　　址：北京西城区鼓楼西大街41号　　　邮编：100009

电　　　话：84044445（发行部）　　　　　传真：84039173

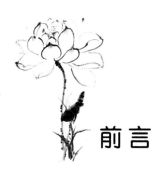

前 言

俗话说："人老脚先老，养生先养脚。"这是中国传承了几千年的养生经，是古人智慧的精华。

随着社会的发展，养生已为越来越多的人所关注，而腿足部可以说是人体的缩小版，从腿足部的穴位图就能看出，人体健康与这些穴位是息息相关的。

人体的腿部有60多个重要的穴位，足部有将近70个反射区，经常对小腿和足部进行按摩，相当于给全身的器官做了按摩，能够起到保健的功效。同时，对于一些特殊的疾病，药物治疗的效果不显著，却可以通过腿脚按摩来解决。

除此之外，按摩腿脚还可以起到美容的作用，女性经常对腿脚进行按摩，可以促进血液循环，帮助排毒，皮肤自然变得光鲜亮丽。

而且，腿足部的反射区还可以辅助治疗生活中常见的棘手病症，例如高血压、高血脂、糖尿病、肥胖病以及阿尔茨海默病等，通过按摩上面的穴位与反射区可以达到治疗效果，而且方法简单，没有医学背景的普通大众也可以用来防病保健。

　　除了穴位按摩，腿足药浴泡洗也对身体有好处。药材通过腿足部的皮肤渗透到身体中，可以避免服用药物可能产生的副作用，比如对肠胃等内脏的刺激。

　　本书结合中华传统养生知识，为读者提供了最简单最省钱的腿足健康养生方法，帮助读者了解腿足部位保健对于全身保健的重要性，通过腿足部位的养护来提高身体素质，为健康打下坚实的基础。

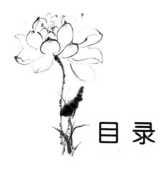

目 录

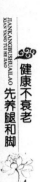

目
录

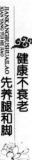

第九章 走掉疾病，走出一个好身体 / 139

第一章
了解腿脚经脉循行，掌握腿脚穴位功效

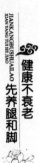

腿部经脉循行和腿部保健

一、腿部所体现的身体疾病

了解腿部的经脉运行，可以知道腿部的问题发源于哪里。比如，如果上楼时，小腿肚有抽搐的感觉，可能因为膀胱经经气不通；腿脚经常发麻，可能是脾气不足引起的；下楼时大腿感到疼痛，可能是由胃经的问题引起的。另外，膝盖也由胃经所主，膝盖肿痛，也可能是因为胃经出现了问题。

二、腿部保健

在日常生活中，我们怎么去做腿部的保健呢？

1. 按摩运动法

首先可以按摩大腿内侧，因为大腿内侧分布着阴经，阴经主血，不容易疏通；还要揉血海、三阴交这些穴位，因为这些穴位也是不容易疏通的地方。

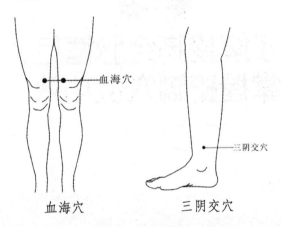

血海穴   三阴交穴

清晨锻炼身体的时候，经常看到一些老年人在敲打自己大腿的外侧。这样做对老年人来说很有好处，大腿的外侧分布着胆经，敲打胆经能够有效振奋阳气，提高活力。

大腿周围重要的经脉非常多，不光敲打内外侧有好处，经常敲打大腿前后，对调理脾胃也有帮助。

此外，膀胱经的拉伸可以在跑步锻炼中得以实现。总的来说，就是不要总呆着，要动起来，运动对各种经脉的活动都有裨益。

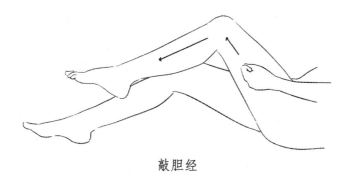

敲胆经

2. 盘腿保健法

我们在欣赏武侠片的时候，总会看到武林高手盘腿而坐以保存真气。传统医理上讲这是有道理的，盘腿正是将丹田之气蕴于体内，不致外泄，从而起到固本培元的效果。

盘腿作为中国功夫的一项基本功，对于练气练功之人有诸多好处。进入现代社会，各种新生事物层出不穷，而一些传统的东西走向没落。回头看看，其实不少传统事物是祖先留给我们的精华，需要好好保护与利用。

脚部经脉循行和相关疾病

双脚是人体最重要的器官之一，每天都要承受身体的压力，难免会出现一些问题。医学研究表明，脚部可能会患上的病症大概有300余种，尽管如此，很多人依然认为脚部的毛病只是小毛病，现在这种想法就应该改一改了。

我们的脚上分布着大量的经脉，如足三阳、足三阴经，它们与我们身体的各个器官和组织相关联。在这种情况下，脚的某个部位出了问题，应引起我们的高度重视。此外，很多时候，脚部的不适，正是我们身体内疾病发出的信号。

一、脚部所反映的身体疾病

足跟痛、拇趾外翻等是最常见的脚部疾病。这些疾病表面上看是小病，但是它们却可能是糖尿病、循环系统疾病、肾脏疾病的表征。

很多人都知道，糖尿病患者很容易患糖尿病足，而糖尿病足主要是糖尿病血管病变、神经病变、感染等因素导致的糖尿病患者足或下肢组织破坏的病变。主要的表现是四肢麻木，就像是很多蚂蚁在身上爬，这种症状在夜间更加明显，有些患者甚至不能够安然入睡。所以，在足部出现问题的时候，就要提高警惕，及时去医院就诊，查看身体是否存在其他疾病。

还有一部分人，在脚部出现问题的时候就去修脚。但是这只能保证脚部看起来没有问题，然而脚部问题往往只是表征，可能表征之下的内部问题依旧存在。

而且，如果修脚之前的消毒工作没有做好，还会导致脚部受到细菌的感染，这个时候如果治疗不及时还会使下肢的重力线发生改变，使踝关节、膝关节受力不均匀，加速关节磨损。长此以往，还会导致髋关节和腰部的代偿性损伤，患者可能出现慢性腰肌劳损，甚至骨质增生病。

二、脚部保健

既然知道了脚部问题可能反映多种疾病，我们就要防患于未然，注意以下问题。

首先，不要忽视脚部的疼痛感。其实脚部疼痛不一定是走路过多引起的，还有一些可能是身体中隐性疾病的表现，所以一旦出现脚部不适，就要及时去医院就诊，查明病因。

其次，要经常洗脚，保持脚部卫生很重要。同时还要经常观察足跟和趾甲是否有变化。平时要避免赤足行走，以免损伤足跟。

第三，要为自己的脚选择合适的鞋子。在运动的时候，尽量穿柔软合脚的运动鞋，减少脚部磨损和受伤的可能。

最后，患有糖尿病的人，更要经常进行脚部检查。

脚是人体的第二心脏

脚被称为人体的第二个心脏，主要有两个原因。

一、脚部肌肉有助于血液循环

在我们的身体中，血液先通过左心室、左心房，然后通过大动脉和小动脉流到身体中的各个毛细血管中，向细胞组织输出相应的养分；返回的时候，血液会携带着二氧化碳经过静脉流回右心房。

在人体中，脚离心脏最远，血液从心脏开始输出到脚尖，然后再从脚尖流回心脏，这是一个比较长的过程，花费的时间也比较长。脚的位置是身体的最下端，流到脚部的血液，压力会变得很低，很难顺畅地流回心脏，但活动脚部肌肉可以促进脚部毛细血管中血液的流动，帮助血液流回心脏，促进血液循环。

二、脚部运动能够改善心脏功能

人们往往认为，只要心脏功能提高了，那么血液循环也就会变得顺畅。但是，想提高心脏功能很不容易，而脚部保健却很容易。我们可以通过脚部保健来提高心脏功能，促进血液循环。

想要提高心脏的功能，走路是最好的方式，但是尽量不要长跑，也不要做激烈运动。

在走路过程中，脚在离开地面时，脚尖会弯曲收缩，当脚完全落地时，脚尖就会舒张开来，这样的过程就好像是抽水泵，脚部肌肉活跃会加速血液的流动，从而促进血液循环，减轻心脏负担，起到保护心脏的作用。

涌泉穴——生命的泉眼

涌泉穴是足底穴位，在脚部的凹陷处第二和第三趾缝的头端与足跟连成一条直线的三分之一处，为全身俞穴的最下部，是肾经的首穴。我国古老的医书《黄帝内经》中说："肾出于涌泉，涌泉者足心也。"肾经的气血就像是山上的泉水，是从足部涌出，然后才能伸展向四肢。所以，涌泉穴在养生、防病、保健等方面均有重要作用。

推搓涌泉穴也叫"搓脚心"，是非常传统的按摩方法，能够防治多种疾病，尤其是老年性哮喘病、便秘、腰间盘突出等问题，主要有如下原因。

中医的经络理论就是通过四经八脉把全身的气血贯通起来，进而与五脏六腑相连。而涌泉穴是人体内非常重要的穴位，"肾出于涌泉"，而肾气是人体生命活力的根源。肾气不足就会使人的精气神严重下降，导致多种疾病，比如神经衰弱、头顶痛、易疲劳等。通过推搓涌泉穴，可以达到对肾、肾经及全身起到由下到上的整体性调节和整体性治疗的目的。推搓摩擦出现的热感，就是一种良性的刺激，而且推搓过程本身就是一种自我形体导引运动和身心修养过程。

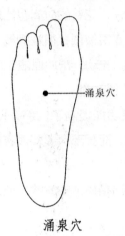

涌泉穴

脚底部位还存在复杂的毛细血管和神经网，这些组织将身体的每一个部分紧密联系起来。经常对涌泉穴进行揉搓，可以改善毛细血管和淋巴管之间的通透性，促进血液的循环和人体的新陈代谢。

既然了解到涌泉穴在身体保健中的巨大作用，我们就要在生活中通过刺激涌泉穴来达到防病治病的目的。具体的方法不尽相同，大致有药物浸泡、灸疗和按摩三种主要方式。它们在刺激涌泉穴防病治病方面都有一定的功效。在这里给大家推荐一种简单实用的方法，那就是按摩刺激法。

按摩是我国很古老的保健方法，行之有效且方便实用。具体的做法是：坐在床上，双脚自然向上伸开，也可以盘腿而坐。然后用两个拇指从足跟向足尖的涌泉穴位置反复推搓；之后打开手掌，轻轻地拍打涌泉穴，直到脚底部位发热。

然谷穴——保持好胃口

然谷穴是肾经的荥穴，属火性，肾经属水性，因此然谷穴的作用就是平衡肾脏的水火，专治阴虚火旺等相关疾病。

然谷穴是肾经上非常重要的一个穴位，该穴位在脚的内侧，将手放在脚的内踝骨上，向斜前方两厘米的地方滑动，就会触到一个凸出的骨头，然谷穴就在这块骨头下面。

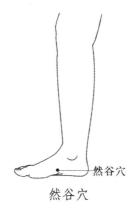

然谷穴

然谷穴之所以叫"然谷穴"，其中"然"字通"燃"字，而"谷"字既指出了这个穴位的具体位置，同时也暗示该穴是精气埋藏得很深的地方，因而得名"然谷"。"然谷"也叫做"燃谷"，也就是将谷物燃烧的意思。当然，这里的谷物是指我们吃进胃里的食物，燃烧也就是消化的意思。所以说然谷穴是一个可以促进食物消化的穴位。

然谷穴也叫龙渊穴或龙泉穴，对然谷穴进行针灸能够辅助治疗很多疾病。

1. 糖尿病。在古代，人们将糖尿病叫做消渴症，然谷穴可以治疗消渴症，其作用就是平衡水火。糖尿病患者经常按摩此穴，能够缓解口干舌燥症状。

2. 烦燥口干。若是经常觉得口干舌燥，饮水不能解干渴，很可能是因为内心过于焦虑，也就是心火过于旺盛，这时揉一揉然谷穴，可降火解燥。

如果半夜睡不着觉，总觉得心烦，喉咙发干，很可能是心火旺盛导致的。不妨揉一揉然谷穴，口干症状可以得到缓解，就会不那么想喝水，不那么烦躁，可以安安心心地睡觉。

中药补阴气的药丸效果虽然不是很显著，但是去火功效比较强。随着人的年龄的增长，身体的去火能力就会越来越差，火气越大，人的身体就会越虚弱，这个时候就要通过按揉然谷穴并配合补阴气的药丸了。

3. 咽喉肿痛。人在心烦的时候，就会上火，喉咙胀痛、发炎、说话困难。喉咙痛的时候，可以通过按揉然谷穴来缓解。突然说不出话来，一般来说原因有两种：一种是因为喉咙干燥，说不出话；另一种是因为有气无力。按摩然谷穴对第一种情况有缓解作用。

大敦穴——快速恢复神经功能

大敦穴最早出现在《灵枢·本输》一书中，又叫水泉或大顺，位置在足拇趾的最后一节靠近第二根趾头的方向，甲根边缘大约十分之一寸的地方。

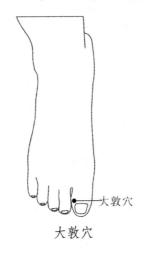

大敦穴

大敦穴主要针对的疾病是：目眩、腹痛、肌肋痛、冷感症等。除此之外，自古以来大敦穴还是恢复神智和镇静的主要穴位。

人到了中年有时会难以入睡，第二天醒来焦躁不安，这并不同于年轻人晚上不睡觉，白天睡不醒的症状，睡眠不足与无法睡眠的性质不同，若是以为这是很一般的失眠，那么就大错特错了。用手指按压大敦穴，这个症状就会得到缓解，焦躁的情绪也会得到改善。具体做法是，将手指放在大敦穴处，按压7~8分钟，先吸气，然后再慢慢吐气，这样就能够缓解焦躁。

除此之外，大敦穴的治疗作用还包括：

1. 治疗疝气。《玉龙歌》中说"七般疝气取大敦"，《胜玉歌》中也说"灸罢大敦除疝气"，这里提到了大敦穴有治疗疝气功能，"灸罢大敦"意思就是可以通过艾灸大敦穴来达到治疗疝气的目的。最有效的是配合太冲、气海、地机等穴，能够疏肝行气，治疗疝气。

2. 治疗出血症，主要是下焦出血的症状，比如月经。在大敦穴的旁边，还有一个重要的穴位，叫做隐白穴，这个穴位也是止血要穴，若是将两者配合着按摩，效果会更好。

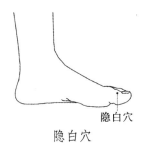

隐白穴

3. 大敦为木经木穴，主要作用是疏肝理气，可治疗因气血不调而引起的各种妇科疾病，如闭经、痛经，更年期症状等。

4. 经常按摩大敦穴，可以使大便通畅。

5. 俗话说得好"病在脏者取之井"，脏器出了"故障"，可以通过调节它所对应的井穴来改善，大敦穴为肝经的井穴，所以，按揉大敦穴还可以治疗慢性肝炎，因此若是患有慢性肝炎的患者，就可以经常按摩大敦穴。

行间穴——调理身心

行间穴的位置是足背侧，大拇趾、二趾缝之间的凹陷处，靠近大脚指边缘。取穴时，可将身体坐正，也可采用仰卧的方式。

行间穴可辅助治疗宿醉不适、夜尿症、遗尿、癃闭、腿抽筋、眼部疾病、肝脏疾病、月经过多、腹气上逆、肋间神经痛、粘膜炎、癫痫、头晕目眩、疝气等。

行间穴是足阙阴肝经上的重要穴位。通过了解它的位置，我们可以知道，这个穴位紧挨着大敦穴，二者所归属的经络是相同的，所主治的疾病也基本相同，因此，对于同种疾病，也可以交互使用这两个穴位。

当然，由于穴位又是相对独立的，行间穴也有其医治的疾病。行间穴是火性

9

穴位，擅长治疗头面之火。如：面赤胀痛，面热鼻血等。在按摩此穴的时候，眼睛会出现胀痛的感觉。

行间穴的主要作用就是泻火，若经常出现两肋胀痛，并且伴随着嘴苦的症状，就是肝火过于旺盛。若出现牙痛、口腔溃疡等症状，就是心火太盛。这种时候按摩行间穴，可以有效消火。明代医书《类经·图翼》中说，"泻行间火而热自清，木气自下"。

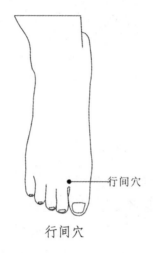

行间穴

行间穴还可以缓解心情烦躁、嗓子干哑、失眠多梦等病状。因肝经环绕阴器，所以行间穴能够辅助治疗生殖器官的疾病，如小便热痛、阴囊湿疹、阴部瘙痒等。

太白穴——健脾

太白穴位于足内侧缘，在第一跖骨小头后面凹陷的地方。取定穴位时，可以采用仰卧或者是坐立的姿势。

太白穴主要能治疗的疾病是：胃痛、腹胀、吐泻、痢疾等。此穴位是人体足太阴脾经上很重要的一个穴位。

此穴也是健脾的主要穴位，能够治疗各种脾虚疾病，如先天脾虚、肝旺脾虚、脾肺气虚等，并且太白穴的调节方向是双向的，揉此穴可以止泻，还可以治疗便秘。此外，太白穴还可以调理脾胃兼补肺，其健脾的功能可与山药薏米粥相媲美。

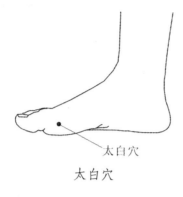

太白穴

太白穴

有一种非常好的方法叫做穴位外敷法，把人参切成小片，用医用纱布折叠成一个小方块，然后将一小片人参放在纱布上，贴在太白穴位上，之后用纱布固定，两侧的太白穴都要贴，持续12个时辰后取下，隔天贴一次就可以。这种方法能够治疗痢疾、胃痛、腹胀、吐泻等疾病。

有些人爱发脾气，很可能是肝系统出现问题，平时可以将三七切成片或者是打成粉，贴在太白穴的两侧，也可以将人参和三七混合贴在太白穴上，这对养肝健脾很有好处。

有些人对医用纱布过敏，那只有用按摩的办法了。在按摩太白穴的时候要注意力道，以穴位处微微胀痛为宜，不要太用力，每天按摩五分钟左右就可以了，坚持不懈，健脾功效显著。

太冲穴——养心降火

太冲穴位于足背侧，在第一、二趾骨中间的位置，沿拇趾、次趾夹缝向上移压，到动脉跳动最快的地方，就是太冲穴了。取穴时，可以采取正坐或者仰卧的姿式。

太冲穴可辅助治疗的疾病包括肝病、眼病、消化系统疾病、生殖系统疾病、呼吸系统疾病等。此穴位是足厥阴肝经上一个很重要的穴位。

　　太冲穴是肝经的原穴，这里的"原"通"源"，是源头，发源的意思。太冲穴是肝经的总闸，一旦太冲穴打开了，肝经的气血就会变得很旺盛。经常按摩太冲穴，可以提高心脏的供血能力，降低肝火，同时还可以调节情绪。太冲穴也是一个双向调节穴，可以补也可以泻。

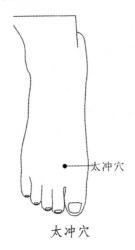

太冲穴

　　"肝主筋，易生内风"，中风的患者，手脚会出现痉挛的症状，说明患者的肝脏可能有损伤。"肝开窍于目"，同时，肝脏还能影响眼睛的健康，肝血供应不足，眼睛就会变得干涩，看不清事物。肝火太旺，眼睛就会有胀痛的症状，并且会伴随着眼睛变红肿。有一些人晚上睡觉总是多梦，晚上两三点钟醒过来之后就很难再睡着，这些也都是肝脏的浊气太多而引发的症状，可以通过按摩、艾灸太冲穴进行调理。

　　太冲穴也是身体的天然的排毒工具。若是想要把身体内的毒素排干净，首先就要将身体中的肝系统调节好，而太冲穴是肝的原穴，可以轻松解决这个问题。

　　有些人经常会出现头晕的症状，变得有气无力，这可能是肝脏供血不足而导致的。肝属木，心属火。自古用木头生火，若是木头的数量不够了，那么火自然也就不会旺盛，这种时候就需要补肝，但是肝脏不受补，很容易上火，这时就需要调理。那么要怎样调理肝脏呢？答案很简单，只要不生气就可以了。中医讲"百病从气生"，可是气又是从哪里生出来的呢？气的发源地是肝脏。因此有一个说法："气大伤肝。"但是在我们的现实生活中，谁会有不生气的时候呢？既然无法避免生气，就要学会让自己消气，一旦生气，就想方设法将这些"气"排出体外，那么这个时候就要用能够消气的太冲穴了。

按摩太冲穴，气就会随之散去。在生病的时候，首先要了解病因，若是生病的根源是因为生气，那么我们就要多按摩太冲穴，让气排出体外。

太溪穴——温暖手脚

太溪穴位于足内侧。内踝的后面与脚跟骨筋腱之间的凹陷处。取穴时，可以用正坐的姿式，也可以将双足放平，采取仰卧的姿式。

太溪穴可以疗治肾脏病、牙龈肿痛、咽喉支气管疾病、手脚冰凉、女性生理问题、类风湿关节炎、体力不济等。这个穴位是人体足少阴肾经上的一个重要的穴位。

若是我们用手指轻轻按压太溪穴，就会明显感觉到脉搏在跳动。古代很多医生面对病人的时候，就喜欢用这个穴位来"补肾气"、判断生死。如果太溪穴上的脉搏仍然在跳动，那么就说明这个人还可以治疗；若是这个穴位上的脉搏不跳动了或者跳动很微弱，那么这个人就是药石无灵了。

此外，太溪穴还能够治疗手脚冰冷。女性最常见的疾病就是手脚冰冷。手脚冰冷不仅会影响睡眠质量，还可能使女性出现痛经、生理不调等症状，严重的还会造成不孕不育。

造成手脚冰冷的原因通常是贫血或者是血压低，还有一种原因就是神经失调导致血液供应不足，因而四肢的供血量就会减少，刺激太溪穴能够促进血液循环，增加四肢血液供给量。

与一些药物相比，按揉太溪穴治疗手脚冰冷的功效是最佳的。因此女性不用为手脚冰冷而感到烦恼，每天在睡觉前按摩此穴，长期坚持，手脚冰冷的问题就会得到缓解。

太溪穴还可以治疗脱发掉发，有美发的功能，这是因为常按此穴，可以促进血液的流动，使头皮的新陈代谢增强，血液循环旺盛，保证头发的营养充足，从而起到固发的作用。

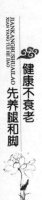

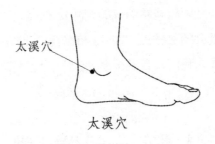

太溪穴

申脉穴——驱寒暖身

申脉别名阳跷，属足太阳膀胱经，八脉交会穴之一。在足外侧部，外踝直下方凹陷中，布有腓肠神经和外踝动脉网，有补阳益气、疏导水湿之功效。

申脉穴主要治疗的疾病有头痛头晕、癫痫、腰酸腿疼、失眠多梦、怯寒症等。此穴位是足太阳膀胱经上很重要的一个穴位。

一般人所说的怯寒症，是有不同症状的。有的是腰部发冷，有的是脚部发冷，还有的是双肩和手腕发冷，每个人的怯寒部位不同，不同部位的怯寒症的治疗方法也是不同的，那么按摩的穴位也就有所不同：全身发冷，可以按摩气海穴；脚部发冷，可以按摩梁丘穴；肩膀及手腕发冷，可以按摩申脉穴。

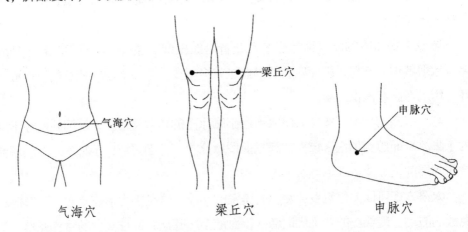

气海穴   梁丘穴   申脉穴

按摩申脉穴还可以缓解身心压力，有效地平复人们心中的烦闷，使情绪更加稳定平和，记忆力也会变得更加集中，做事情事半功倍。按摩申脉穴时，要配合着做深呼吸，这样才能将烦闷之气呼出体外。

丘墟穴——醒脑减压

丘墟。丘，土堆或土坡。墟，故城遗址或废墟。丘墟名意指在胆经的风气作用下，地部的脾土为空虚之状。本穴物质为悬钟穴降行而至的水湿风气，在风气的吹刮下穴内脾土为空虚之状，只有皮骨而无脾土（肌肉），故名丘墟。

丘墟穴在足外踝前面的下方，在趾长伸肌腱的外侧凹陷处。取穴时，可以采取仰卧的姿势。按摩丘墟穴可以醒脑清神，提高记忆力，缓解身心压力。这一穴位是人体足少阳胆经上很重要的穴位。

人的脑部和脚部是有关系的。大脑的反应变得迟缓，工作效率就会变低。而脑部变迟缓的原因可能是脚部存在淤血，脚部活动不足而使血液循环不畅，导致脑部供血不足，影响大脑工作。

按摩丘墟穴是使脑部清醒的最好办法之一，此外，脚踝正后方还有一个昆仑穴，也有这个疗效。在按摩前要全身放松，然后再进行按摩，坚持按摩就会有效果。

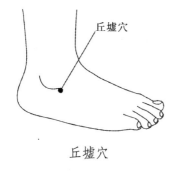

丘墟穴

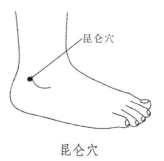

昆仑穴

按摩丘墟穴能够刺激胆经，进而补充肾气。肾气能够提高人的精神活力，使头脑变得冷静，判断力也就会变得敏锐。

15

足临泣穴——调理气血

足临泣穴位于体足的外侧，在第四个脚趾关节的后面，小趾伸肌腱的外侧凹陷处。足临泣穴是人体足少阳胆经上的主要穴位之一，对头痛、怕冷症、腰痛、眼疾、高血压、腹气上逆、肠结石等症具有辅助治疗的作用。

在汉代医圣张仲景的《伤寒论》一书中，有一个非常神奇的方子，叫小柴胡汤。这个方子有清热解毒、疏肝和胃的作用，能够治疗食欲不振、心情烦躁、口干目眩等症状。其实，我们的身体上也有类似于这种药物功效的穴位，就是足临泣穴。

足，就是指这个穴位的部位在足部。临，则是居高临下的意思。泣，就是眼泪。这个穴位的根本意思是胆经上的湿气由上而下开始降临，血气的运行也会像泪水一样滴落下来，故而得名临泣。

道家认为人的原始祖气就是少阳胆经之气，主升发。若是阳气升发不足，那么人体的血气就不能够正常向全身发送，就会引起很多疾病。足临泣穴在胆经上是一个非常重要的穴位，连通带脉和胆经，调理好这个穴位，能梳理全身的血脉。带脉是环绕人体肚脐一圈的一条经脉，也可以说成是人体的玉带子，能够约束纵行的经脉，能够增强经脉与血气之间的关系。

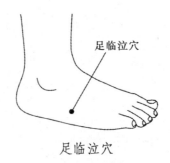

足临泣穴

若是早上起床后感觉口干舌燥，可能是胆经出现了问题，体内有热，就可以按摩足临泣穴，以清热泻火。

第二章
关注腿脚健康，
了解全身情况

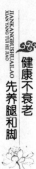
足部穴位预报全身疾病

足部分布有人体的60多个重要穴位，70多个反射区，对于人体健康的影响不可忽视。中医将足部结构看作是一个人的微型框架，足部的每一个部位都和人身体的部位一一对应，"牵一发而动全身"，马虎不得。

足三阴经起于足，足三阳经止于足。足部的这六条经脉与全身的其它经脉有着千丝万缕的关系。《素问·厥论》中说"阳气起于足五趾之表，阴气起于足五趾之里"。所以头部、脏腑等部位的疾病，也能够诉诸于足疗，可见足部对于全身各处的疾病都能起到警示作用。

脚部变化能够对全身疾病进行早期预报，有时候，仅仅是足部一点的形态或色泽出现了异常，或者是在接触的过程中出现了压痛感，都可能在预示脏腑组织的异常，因而要慎重对待。

不管是足部视诊还是触诊，都应注意和正常足进行对比鉴别。通过触诊来寻找压痛点，同时把发现的异常情况和身体整体性疾病、器官的状态联系在一起，使足穴反应更加具体化、特异化。

虽然这种检查方法很难做到百分之百准确，难免有纰漏之处，这种检查只是在预示某个脏器所出现的问题，不能确定疾病的种类，对疾病程度也不能进行定量分析，所以，检查到足部反射区出现异常时，应当及时到医院进行确诊，不能妄下定论，以免延误病情。

足部与人体内脏的联系

中医认为，我们的足部与内脏之间息息相关。人体各个组织器官，在足部都会有固定的相对应的反射区分布。而且，人体各组织器官在双足的反射区位置，也是按照机体各组织器官的正常解剖位置排列的。

具体来说，人体各组织器官反射区在足部的分布及特点可归纳为以下几点：

足底部为内脏：即足底部的反射区代表人体内的脏腑器官，如心、肝、脾、肺、肾等。

足背部为躯体：即足背部的反射区代表人体的躯体和颜面部，如肋部、面部等。

足内侧为脊中：即足内侧的反射区代表人体脊柱和分布于中线上的器官，如鼻、膀胱、肛门等。

足外侧为四肢：即外侧的反射区代表人体的上肢与下肢。

足跟部为盆腔：即足跟部的反射区代表人体的盆腔部分，如睾丸（卵巢）、尿道（阴道）、前列腺、子宫、臀部等。

除此以外，人体器官与反射区的对应还有如下规律。

首先，人的头部各器官的反射区都在脚上，但因神经在颈部交叉向下，故而头部左侧器官的反射区在右脚上，头部右侧器官的反射区在左脚上。

第二，从双足足趾到足跟，对应人体的头部到臀部。简单地说，也就是双足的拇趾对应人的头部；双足的脚掌对应胸部；双足的足心对应腹部；双足的足跟对应盆腔。

第三，人体左侧的器官，其反射区在左脚上，如心、脾、降结肠；而右侧的器官其对应反射区则在右脚上，如肝、胆、阑尾、升结肠等。此外，人体左右对称的器官，在足部也都有反射区，同样也是同左同右，如肺、肾、输尿管等。

足部是人类健康的关键。步履稳健，足音铿锵，往往是健康长寿的标志。而人体的衰老也是从双足开始，如双足痿软无力，往往是神气衰退的征象。足部所患的疾病，通常也可以反映出脏腑的问题，如肝经湿热下注就易生足癣等。

观察足部预测疾病

足部不仅是人体重要的器官之一，其某些表相还是全身器官健康与否的投射区。人体的许多疾病，都可以通过足趾、足掌等的形状、颜色、变化等观察出来。

一、脚拇趾变化可预测脑部疾病

医学上有一种"中风预测法"，就是通过静脉抽血来检验血液黏稠度及血栓形成的大小来预测中风的可能。

但是，这种方法有个弊端，就是血液的黏稠度会随着饮水、出汗及盐的摄入量等发生变化。有些人当时取血测定患中风的可能性不大，可不久却发生了中风，而测定某人有中风的可能时，患者又会因担心自己出现中风而思虑重重。

其实，通过观察脚趾变化，就可以随时发现自己有无中风的预兆。当我们将足趾放在与心脏同一水平高度时，轻揉整个足部5分钟后，脚趾腹与脚掌颜色应是淡红色或粉红色。如果呈现紫色，则表示脑血管缺氧；如果色泽不一或出现淤血，则表示脑血管有变化；如果出现针尖样出血点，则表示脑血管脆弱，有患中风的可能。

当用拇指刮压拇趾腹时，也可观察血管部分的供血不好或贫血状况。刮压后，正常的情况应是外形丰满，颜色均匀。如果出现颜色不均匀，或有出血点时，多见于血管性头痛或其他脑血管疾病；如果出现皱纹，多表示为早期脑萎缩。

二、脚趾顶部弯曲，易患头晕头痛

有些人穿鞋时脚趾会弯蜷在鞋子里，致使脚趾端着地，且有鸡眼和茧子，外观看起来也不圆滑。有这种现象的人，多数会患有头痛头晕。如果拇趾被二趾压住，额窦反应区形成尖状，也会头痛头晕。

另外，有人认为，通过检查额窦可以判断人的睡眠状况和疲劳程度。如果第三趾额窦疼痛，则表示可能有轻度的疲劳和失眠；若同时第四趾额窦也疼痛，则为二度疲劳和失眠；若第二趾额窦也疼痛，则为三度疲劳和失眠；若第二、三、四、五趾额窦都疼痛，则为重度疲劳和失眠。此时，患者的睡眠状况极不好，极易疲劳。如果此时甲状腺及上、下淋巴腺皆有痛感，多数可诊断为长期免疫力低下。

三、脚掌碎纹多，可能患有肾病

脚掌部位最突出的就是纹理的变化，正常的纹理是长而较深。如果脚掌有小碎纹，且方向杂乱，与周围的皮肤比较呈现局部干枯，则表示长期有肾病或泌尿系统感染；如果有瘀斑或片状色素沉着，也表明肾脏或泌尿系统有炎症。此外，脚掌外观还不应有凸起，若有明显高于其他地方的区域，则多见于排尿困难。

四、扁平足容易患多种疾病

扁平足是由于某些原因导致足骨形态异常、肌肉萎缩、韧带挛缩或慢性劳损，造成足弓底塌陷或弹性消失所引起的足痛。如果足部有扁平足现象，说明多患有胃肠疾病，并有神经衰弱、疲劳及失眠等症状，腰部也会有不适感。右扁平足提示肝脏、胆囊可能有障碍，左扁平足提示可能有心脏异常或颈部疼痛综合征。

在足部健康的情况下，足弓的生理弯曲是可以支撑人体平衡的。一旦正常足弓的生理弯曲度遭到破坏变形，支撑人体平衡的力度就需要重新分配。所以，这种平衡一旦被打破，人体运动系统就会发生异常，从而引起内脏的某些功能下降或出现病患。

腿脚抽筋

抽筋也叫做肌肉痉挛，是一种肌肉的收缩现象。发生在小腿的肌肉痉挛现象非常常见，发作时会伴随着难以忍受的疼痛，若半夜发作，会影响人的睡眠质量。

引起腿脚抽筋主要有以下几个原因：

1. 室内温度较低，将腿部露在外面，很容易受到寒冷的刺激，从而出现痉挛的现象。

2. 若是长期处于疲劳之中，休息和睡眠不充足，身体中的酸性代谢物质堆积，会造成肌肉痉挛。同时，若是走的时间过长，腿脚的乳酸分泌过多，乳酸同样会堆积，也会引起痉挛。

3. 身体缺钙，也会引起腿抽筋。在肌肉收缩的过程中，钙质是不可缺少的。当血液中的钙离子含量不足时，肌肉就会变得异常兴奋，引起痉挛现象。青少年在成长发育时期，很容易出现缺钙现象，因而会经常发生抽筋现象。

在发生腿部痉挛的时候，应该怎么办呢？根据不同的情况，有相应的解决办法。脚部抽筋的时候，只要"反其道而行之"，就是将脚向相反方向按压。如果是腿部出现抽筋，可以将脚板翘起来，还要尽量将膝盖伸直。若是与小腿牵连的肌肉抽筋，可以用力压住脚板并且用力屈伸脚趾。

在预防抽筋方面，应该注意以下几点：

1. 注意驱寒保暖。

2. 注意睡眠的姿势。

3. 不要长时间走路或者运动。

4. 适当的参加一些体育的锻炼。

5. 适时地补充一些维生素E。

6. 要为身体补充钙质，多吃一些蛋白质含量高的食物，如蛋类、奶类、肉类等，或者是含有可溶性钙盐的物质。

腿脚浮肿

腿脚浮肿是中老年人常见的一种病症，腿脚浮肿引发的状况很多，有些是心脏病、肝病、肾病、内分泌等疾病的信号，但有些浮肿并非是疾病的表现，而是一种生理反应。腿脚浮肿分为特发性浮肿、反应性浮肿、体位性浮肿以及药物性浮肿。我们要根据不同的情况采取不同的措施应对。

造成脚部浮肿的原因有很多，也很复杂，这些原因遍布于身体的各个部位。浮肿会影响身体的新陈代谢，新陈代谢不好，皮肤会变得粗糙，易长皱纹，还有可能会导致赘肉的出现。人若是长期处在浮肿的状态下，就会感到疲劳，精神也会变得不好。

下面是腿脚浮肿的常见原因：

1. 患有肾病的人，如果症状很严重，那么全身各处都会出现肿胀的现象，腿部、脸部甚至是手指和脚趾，都会发生浮肿，这是因为身体内的大量蛋白质随着尿液流失了。

2. 患有比较严重的肝病的人，也会引起腿部的浮肿。这可能是因为肝脏的细胞遭到了破坏，导致蛋白质代谢不良，引发水肿现象。另外，若是腹腔中存在肿瘤，也会造成水肿现象。

3. 有些人特别是高温作业或身体较胖又不爱活动者，受环境、高温的影响，皮肤血管扩张，体液渗透并积聚于皮下组织，常在手、足等处发生浮肿。

4. 另外，浮肿也与神经、精神因素及自主神经功能紊乱有关，导致下肢出现凹陷性水肿或紧绷感。

腿脚麻木

我们在日常生活中经常会发生腿脚麻木的情况，比如久坐、挤压都会使我们出现短暂性麻木，这些不属疾病中腿脚麻木的范畴。腿脚麻木主要表现为腿和脚的麻木，有时还会伴有疼痛感，并且会感到四肢无力，严重者甚至会出现全身麻木。

偶然发生的腿脚麻木大多是由于下肢动静脉受压引起，稍加活动就可缓解，属于正常现象。经常发生的腿脚麻木则不属于正常，多与坐骨神经或股神经炎症、椎间盘突出症有关，糖尿病所致的末梢神经炎也可引发腿脚麻木。此外还有血管疾病所致的肢体麻木。

麻木的感觉也有很多种，有的像蚂蚁在身上爬，有的就像被针刺痛的感觉，感觉变得迟钝、不灵敏。很多人都是在晚上睡觉的时候产生麻木感，早上起床之后双腿还会感觉麻胀，麻木感还没有消失，变得不灵活，走起路来就像是脚底踩了棉花，没有重心。

这种麻木的症状在寒冷的刺激下或是过度劳累的状态下往往会加重，变得全身乏力，手脚冰凉等。若是麻木现象非常严重，很容易导致肌肉萎缩。

腿脚麻木的常见原因是：患者本身有糖尿病；一些西药的副作用没有消失，伴随着血液在活动；患有高血压、高血脂等疾病；关节有问题，长期受风；身体中存在多种炎症。

健康不衰老，先养腿和脚

第三章
腿脚反射区域多，
勤加按摩不易病

足部按摩的作用

我们的足底，拥有几乎所有脏器的反射区，连结着人体12条经络中最重要的6条，包括脾经、胃经、膀胱经、肾经、肝经和胆经，也正是因为这样，才会有"足底是反映全身的镜子"的说法。

足底位于人体末端，因为远离心脏，容易供血不足，反复刺激足底可以促进血液循环，增强心脏泵作用，所以，足部也被称为"人体的第二心脏"。

足部按摩实际上是中医外用治疗的一种手段，经过无数次的临床试验被证明非常有效。足底按摩就是通过外力直接作用在损伤位置或损伤位置所对应的反射区或相关穴位，通过力量和技巧来调节机体生理和病理变化，从而起到治疗疾病的作用。足底按摩所起到的作用主要有以下几个方面。

一、疏通经络气血

经络起到联系脏腑与肢体的作用。人体的四肢百骸、五脏六腑、五官九窍、筋骨皮肉等组织器官都是通过经络相互联系的，有助于机体的和谐统一。

经络能够起到濡养周身、运行气血、抗御外邪、保卫机体的作用。经络内属于脏腑，外络于肢节，是脏腑与肢体的重要通道，促使经络、肢体及脏腑形成一个有机的整体。

通过对足底的按摩，可以畅通经络，消除病症，调节和恢复人体脏腑功能，得以将失调、病变的脏腑进行调整修复，维护身体的健康。

二、调节神经系统

神经系统是机体内起主导作用的调节机构，神经组织遍布于全身各处，在控制和调节机体活动方面发挥着极其重要的作用。神经组织重要而复杂的生理功能都是依靠反射功能来进行，这些活动的基础就是神经元。神经元通过反射活动，以确保机体内部的统一，能够促使各器官更好地适应外界环境的变化。

足部遍布着非常丰富的神经元，通过有效刺激足底反射区，可以调节与脚底对应的脏腑器官，改善脏器功能。

三、促进血液循环

血液在心脏以及血液系统中进行循环，输送营养，将废物排出体外。促进血液循环有助于机体健康。脚距离人的心脏位置最远，如果脚部末梢循环出现问题，极容易造成血液循环不畅，进而导致新陈代谢不畅。通过对足底按摩，能够舒畅双足的血液，以促进全身血液循环，加速机体新陈代谢，补充身体能量，促进机体更加顺畅地运行。

左足底反射区

一、按摩甲状腺反射区，调节新陈代谢

甲状腺反射区位于大脚趾和二趾趾缝下面，对甲状腺有调节作用。现代人生活不规律，很多人出现甲高或甲低的症状，甲高的表现有心慌气短、暴饮暴食、眼球突出，甲低的症状有肢体乏力、怕冷、嗜睡等。这些症状都可以通过按摩甲状腺反射区进行辅助治疗。

二、按摩斜方肌反射区，舒展肩部肌肉

落枕一般是由睡觉时头颈姿势不当，颈部受风着凉等导致的。一觉醒来，觉得脖子又疼又僵，想要扭头却动不了，这是典型的落枕的表现。其实，治疗这个问题的方法很简单。足二趾到五趾之间往下一厘米的带状区域是斜方肌反射区，按摩这个反射区有舒展颈肩部肌肉的作用，能够有效地治疗落枕等问题。

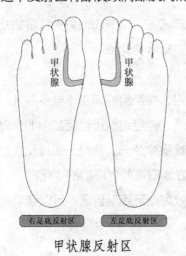

甲状腺反射区

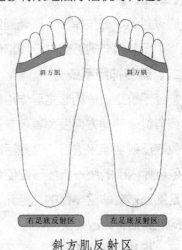

斜方肌反射区

三、按摩支气管反射区，肺部畅通不咳嗽

大脚趾下的一块大骨头横着到小趾的一块区域都是肺及支气管反射区。很多老年人的肺和气管不好，爱咳嗽，可以经常按摩肺和支气管的反射区，每天按摩半个小时，症状会有所减轻。

四、按摩心脏反射区，调节心律

心脏反射区位于左脚脚掌第四跖骨和第五跖骨之间，在肺反射区后方。有些人心率不齐、心衰，可以经常按摩这个反射区，对缓解病症会有帮助。

五、按摩脾反射区，增强免疫力

脾反射区的位置位于左脚脚掌第四、五跖骨之间，心脏反射区后一横指处。《黄帝内经》上面是这样说的："脾胃者，食廪之官，五味出焉"。意思是说，脾胃就好像是仓库的管理员，人体摄入的食物，首先会到胃里面，然后脾再进行运化、输布，将水谷精微分配到身体的各个部分中去。胃口不好或消化不好的人可以重点点按这个反射区，有助于缓解症状。

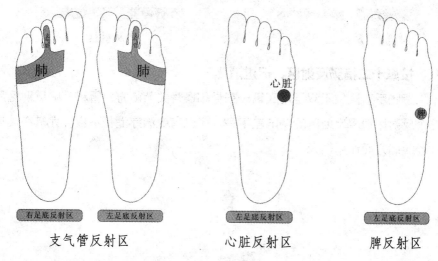

支气管反射区　　　　心脏反射区　　　　脾反射区

六、按摩胃反射区，防止肺部发炎

胃反射区位于双足足底第一跖趾关节后方约一横指宽处。很多人患有胃痛、胃胀、胃酸的毛病，可以按摩脚下的胃反射区，帮助缓解这些症状。按摩胃反射区对于胃痛、胃胀、胃酸、胃下垂、胃炎等症都有缓解作用。

七、按摩胰反射区，防止糖尿病

胰反射区位于双足足底内侧胃反射区和十二指肠反射区之间。按摩脚底的胰反射区能在一定程度上缓解糖尿病症状，是每个糖尿病患者都可以使用的方法，经常按摩这里，可促进胰岛素分泌，糖的分解量会增加，身体中糖的含量会慢慢下降。

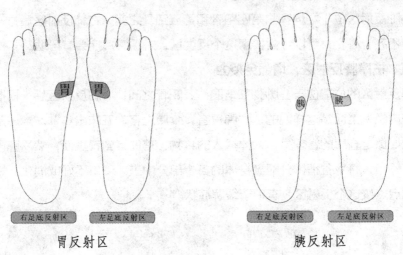

胃反射区　　　　　　　　　　胰反射区

八、按摩十二指肠反射区，促进消化

十二指肠反射区位于双足足底第一跖骨和楔骨关节前方，胃和胰脏反射区后方。这个反射区跟胃反射区的功能差不多，可以有效治疗消化不良，尤其在治疗十二指肠疾病方面作用很大。

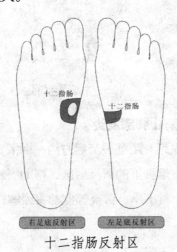

十二指肠反射区

九、按摩小肠反射区，防止肠炎

小肠反射区位于双足足底中部凹陷区域。小肠胀气时，下腹部会有鼓胀感。这个时候，揉一揉小肠反射区，腹胀的症状就会缓解。除了胀气，这个反射区还可以辅助治疗慢性肠炎等疾病。

十、按摩大肠反射区，防止便秘

人体肠胃蠕动不够，往往会引起便秘。这个时候通过按摩大肠反射区就能起到一定的防治作用。大肠反射区在左、右脚心接近脚跟的地方，分别以门框形和直角形分布。

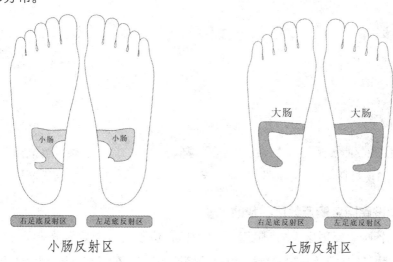

小肠反射区　　　　　　　　　大肠反射区

右足底反射区

一、按摩肝反射区，可以养肝

肝反射区在右脚的第三和第四个脚趾向下三厘米左右的地方。在做足疗的时候，如果一个人脚下的肝反射区有很大的条梭，这个人很有可能患有肝脓肿，可以重点按摩肝反射区。这个反射区可以有效治疗肝病，比如黄疸、肝腹水、肝硬化等。每天按摩十分钟，可缓解病情。

二、按摩胆囊反射区，预防胆结石

胆囊反射区位于右脚脚掌第三跖骨和第四跖骨之间，肺反射区后方，按摩胆囊反射区可以治疗胆囊疾病，对于胆囊炎、黄疸病、胆结石等胆部疾病都有很好的疗效。

三、按摩盲肠反射区，缓解阑尾炎

盲肠反射区位于右脚脚掌跟骨前缘，靠近外侧，和小肠、升结肠反射区相连。患有阑尾炎时，右下腹会十分疼痛，按摩盲肠反射区，可缓解疼痛。

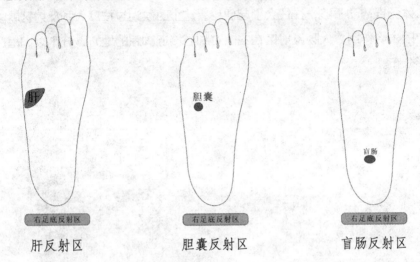

肝反射区　　　　　　胆囊反射区　　　　　　盲肠反射区

四、按摩回盲瓣反射区，帮助排便

在盲肠阑尾反射区上方是回盲瓣反射区，位于右脚脚掌跟骨前缘，靠近外侧。在拉肚子或者是便秘的时候，可以按摩这个反射区刺激盲肠，改善拉肚子或便秘症状。

五、按摩升结肠反射区，治疗便秘

升结肠反射区在右脚外侧脚掌至脚跟往里一厘米，上下长三厘米左右的一个带状区域。经常揉按这个区域，对腹泻、便秘、腹痛都有很好的疗效。

需要注意的是，按摩要在饭后一个小时后进行，否则会影响消化吸收过程。若是身体中某个部位有出血现象，就不能按摩，以免加重出血症状。

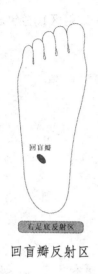

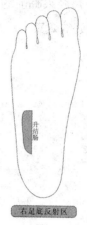

回盲瓣反射区　　　　　　　　　升结肠反射区

足心反射区

　　足心的反射区有很多，其各自功能和作用也不同。下面就介绍一些足心反射区的功能和作用。

一、肾上腺反射区

　　肾上腺反射区位于双脚掌第二跖骨和第三跖骨之间，足底部"人"字形交叉点凹陷的地方。肾上腺反射区对人体有着很大的作用，能够帮助消炎、退烧、戒烟、戒酒；若是酒喝多了，就可以点肾上腺反射区，因为这个反射区有催吐的作用，在肾上腺反射区的上面，用中指的关节点按五分钟，能够帮助人体消炎退烧。但是这个反射区有一个特点，那就是能够升压，所以，对于血压低的人来说，这就是一个神奇的穴位，但是对于血压高的人来说，就不能够按压这个反射区了。

二、腹腔反射区

　　在肾上腺反射区的下面有一个肾反射区，而在肾反射区的两侧就是腹腔反射区。这个区域在涌泉穴附近，对腹部的很多病症都有辅助治疗的效果，比如出现胃痛、腹胀、腹痛、腹泻，用手指使劲按住脚心的腹腔反射区，这样按10分钟左右，病痛就会得到缓解。而对于女性朋友来讲，在经期的时候总是苦恼于小腹疼痛，可以在月经来临前的半个月每天都坚持按这一反射区10分钟左右，长期坚持会起到很好的效果。

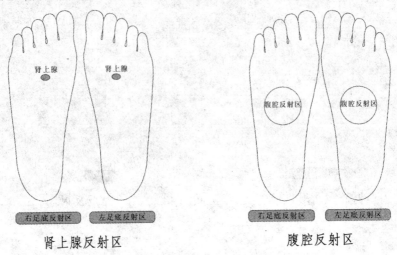

肾上腺反射区　　　　　　　　　　腹腔反射区

足外侧反射区

一、按摩生殖腺反射区，可以改善生殖系统

足部外踝靠后下方是脚底的生殖腺反射区，卵巢、睾丸等器官的反射区都在这里，按揉足后跟是治疗生殖系统疾病不错的选择。

二、按摩膝盖反射区，可以治疗膝关节疼痛

膝反射区位于双脚外骰骨和跟骨前缘形成的凹陷处，可用来治疗膝盖部位的疾病。这个反射区对于治疗膝关节炎、膝关节痛等疾病有很好的疗效。现在很多中年人因为年轻的时候膝盖部位过劳，或者受了风寒，落下膝关节炎的毛病，而多按摩膝反射区可以有效缓解膝关节疼痛。

三、按摩肩关节反射区，可以治疗肩疼痛

肩关节反射区在小脚趾根部外侧靠下面的地方。这个反射区不仅可以用来治疗肩周炎，还可以帮助缓解肩膀无力、手麻等症状。

四、按摩肩胛骨反射区，防止手麻

治疗肩部的疾病，还可以用另外一个反射区，那就是肩胛骨反射区。这个反射

区与肩反射区紧紧相连，具体部位是在双脚脚背沿第四跖骨和第五跖骨之间延伸到骰骨的带状区域。经常用手按摩这个反射区，可有效防治手麻、肩周炎等疾病。

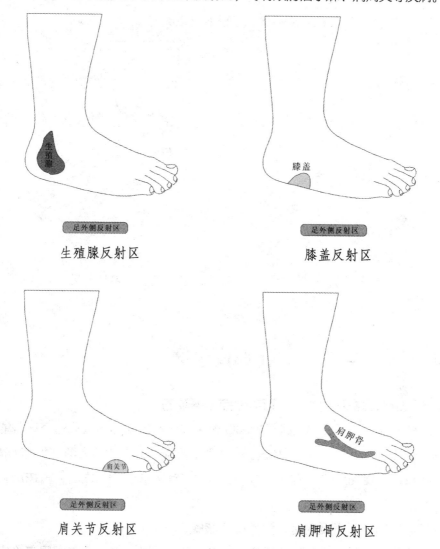

生殖腺反射区

膝盖反射区

肩关节反射区

肩胛骨反射区

五、按摩髋关节反射区，可治腰酸背痛

足内侧踝关节的下面是髋关节反射区，足外侧踝关节的下面也是髋关节反射区，若是感觉到髋关节痛、腰背痛、坐骨神经痛，可以按摩足内、外两侧踝关节的髋关节反射区。

六、按摩腹部反射区，治疗妇科疾病

脚后跟上下四指宽的区域是腹部反射区，这个反射区关系着女性的"性福"，经常按摩可以治疗腹部疼痛、月经不调等疾病。

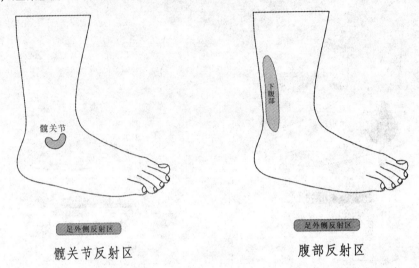

髋关节反射区　　　　　　　　　腹部反射区

足背反射区

一、按摩扁桃体反射区，可以治疗咽喉肿痛

扁桃体反射区所在的位置是大脚趾根部那根筋的两边，按摩这个区域能够缓解因感冒发热而引起的扁桃体发炎、肿胀、化脓、扁桃体肥大等一系列咽喉症状。在按摩前要先用热水泡一下脚，然后顺时针搓脚心50下左右，再按摩扁桃体反射区10分钟左右。

二、按摩支气管反射区，治疗感冒咳嗽

支气管反射区位于双脚脚背第一、二跖趾关节处，是一个专门用来治疗咳嗽、感冒、气管炎等疾病的区域。在按摩时定点按压3～5次。

三、按摩胸淋巴结反射区，治疗炎症

胸淋巴结反射区位于脚的大脚趾和二脚趾中间，这个反射区大概有三四厘米大，在按摩的时候可以用大拇指进行按压，经常按摩可以防治胸痛和肿瘤，还能够治疗炎症。

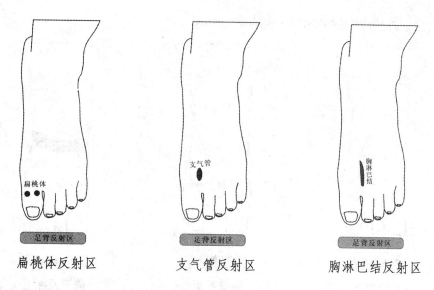

扁桃体反射区　　　　　　支气管反射区　　　　　胸淋巴结反射区

四、按摩内耳迷路反射区，治疗晕车晕船

内耳迷路反射区，在第四、五脚趾指根下面大约两厘米左右的位置。这个区域可以治疗头晕、晕车、高血压等一系列的疾病。在按摩时，要把脚侧过来，从第四和第五脚趾的趾缝里进去，由脚踝向着脚趾方向拉，每只脚坚持做10分钟。

五、按摩胸腺反射区，治疗胸部疾病

乳房疾病现在是比较常见的疾病，治疗胸腺病症的反射区在哪里呢？就在脚二三四趾的下面长2～3厘米、宽2～3厘米的一个圆形的区域内。可用拇指向小腿方向揉按，每次揉按4或5分钟。

六、按摩膈膜反射区，防止打嗝腹痛

膈膜反射区位于双脚脚背跖骨、楔骨、骰骨关节处，横跨脚背形成的带状区域，若是有打嗝、恶心、腹痛等症状就可以按摩这个反射区。这个反射区呈长条形，用大拇指横着来按摩即可。但是要注意沿着一个方向推按，不能来回推按，可每次推按5分钟。

七、按摩肋骨反射区，治疗胸闷

若是肋骨有胸闷、岔气、肋间神经痛等问题，可以按摩肋骨反射区。内侧肋骨反射区位于双脚脚背第一楔骨和舟骨之间，外侧肋骨反射区在骰骨、舟骨、距骨之间。按摩的时候用一只手握住脚，另一只手的指腹用力按压。经常揉按这个

反射区，对治疗胸闷能起到一定的帮助作用。

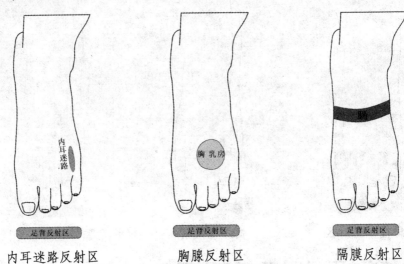

内耳迷路反射区　　　　胸腺反射区　　　　隔膜反射区

八、按摩上身淋巴腺反射区，缓解发热

淋巴腺反射区分为两部分，一个是上身淋巴腺反射区，一个是下身淋巴腺反射区。双脚外踝骨与腓骨、距骨间有一个凹陷处，就是上身淋巴腺反射区。若有炎症或发热，就可以用大拇指用力按摩这个反射区3~5分钟。

九、按摩下身淋巴腺反射区，增强免疫力

双侧足背，内踝前下方凹陷处就是下身淋巴腺反射区，经常按摩可以增强身体的免疫力。

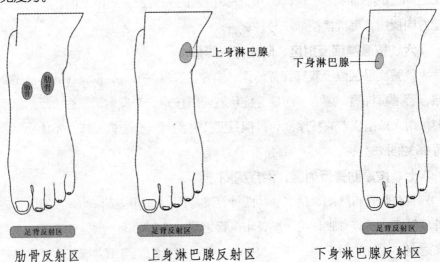

肋骨反射区　　　　上身淋巴腺反射区　　　　下身淋巴腺反射区

小腿内侧反射区

在小腿的内侧有七个反射区，从上到下依次为头、脾、胰、肾、直肠肛门、腹股沟、脊柱。

一、头部反射区

头部反射区在小腿上侧的区域，胫骨内髁下缘凹陷处。经常揉按这个区域可以治疗鼻窦炎等一系列疾病。

二、脾反射区

头部反射区的下方就是脾反射区，该反射区位于小腿胫骨内侧后缘，经常揉按这个区域对脾脏有益，能够改善脾胃不和、脾虚等。脾虚肥胖的人，每天坚持按摩这个区域30分钟左右，对治疗肥胖症是很有帮助的。

三、胰反射区

脾反射区下面就是胰反射区，糖尿病患者的发病原因就是胰脏功能受到了阻碍，按摩这里会有酸痛的感觉。对于糖尿病患者，每天按摩这个反射区20分钟，可以有效改善糖尿病的病征。

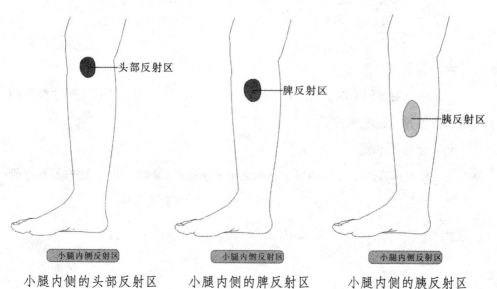

头部反射区　脾反射区　胰反射区

小腿内侧反射区　小腿内侧反射区　小腿内侧反射区

小腿内侧的头部反射区　小腿内侧的脾反射区　小腿内侧的胰反射区

四、肾反射区

肾反射区在小腿胫骨内侧后方，位置大约在三阴交穴处，经常按摩这个区域，可以治疗泌尿系统疾病。这个区域非常敏感，按摩治疗的效果很好。

五、直肠肛门反射区

直肠肛门反射区在小腿胫骨内侧后方，自内踝后方向上延伸四横指的竖条状区域。经常按摩这一区域可以治疗痔疮、便秘、肠炎等症。

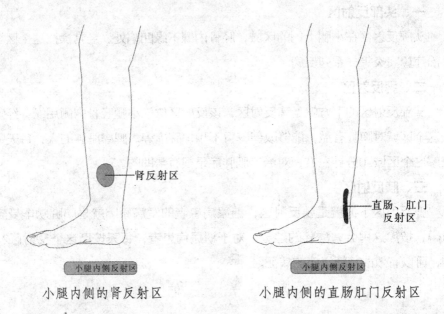

小腿内侧的肾反射区　　　　　　　　小腿内侧的直肠肛门反射区

六、腹股沟反射区

腹股沟反射区位于内踝尖上方二横指，胫骨内侧凹陷处，治疗生殖系统疾病和腹股沟疝等症的效果很好。

七、脊柱反射区

脊柱反射区在腿胫骨内侧缘，从上到下分别是：颈椎、胸椎、腰椎及骶尾骨反射区。经常按摩这个反射区可以治疗颈椎病、腰酸背疼等症。

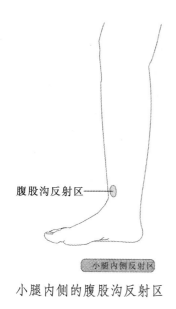

小腿内侧的腹股沟反射区

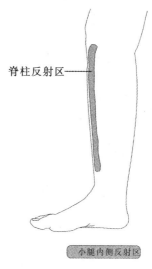

小腿内侧的脊柱反射区

小腿外侧反射区

在小腿外侧，主要的反射区有胃反射区、盲肠及阑尾反射区、小肠反射区、大肠反射区、肝胆反射区、肩反射区和膝反射区、下腹部反射区等。

若平时消化系统不太好，或经常便秘腹泻，可以多按摩上面所说的小腿外侧的几个反射区，可以自上而下按摩，也可以自下而上按摩。但是，在按摩的时候不要来回地揉搓，最好使用手背外侧进行刮搓，顺着一个方向。经常按摩这几个反射区对预防肠胃疾病很有效果。

一、胃反射区

胃反射区在小腿外侧，胫骨前缘向后方大约一横指处。可治疗消化系统尤其是胃部的疾病。

二、盲肠及阑尾反射区

盲肠及阑尾反射区位于小腿外侧，胫骨前缘向后方一横指，胃反射区下方约三横指处。可治疗盲肠和阑尾及消化系统其他疾病。

39

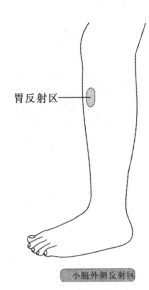

胃反射区

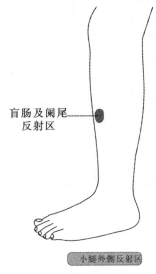

盲肠及阑尾
反射区

小腿外侧反射区　　　　　　　　　小腿外侧反射区

小腿外侧的胃反射区　　　　　小腿外侧的盲肠及阑尾反射区

三、小肠反射区

小肠反射区位于小腿外侧，胫骨前缘向后方一横指，处于胃反射区和阑尾反射区之间的条状区域。可治疗小肠及消化系统其他疾病。

四、大肠反射区

大肠反射区位于小腿外侧，胫骨前缘向后方一横指，胫骨腓骨之间，盲肠及阑尾反射区与下巨虚穴之间的一个竖条状区域。可治疗大肠及消化系统疾病，对急慢性肠炎效果尤其明显。

五、肝胆反射区

在小腿外侧，除了几个消化系统的反射区，在外侧腓骨小头下方，胫骨与腓骨之间的凹陷区域，还有肝胆反射区，主要治疗肝胆疾病。若患有肝胆疾病，可以按摩肝胆反射区。经常按摩这一区域，可帮助治疗炎症和结石。

六、肩反射区和膝反射区

小腿外侧，还有两个非常重要的反射区：一个是胃反射区下面的肩反射区，这个反射区可以治疗肩周炎等疾病；另一个就是在肩反射区下面的膝反射区，能够使膝盖关节反应更灵敏。

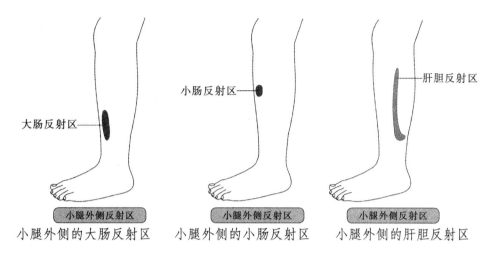

小腿外侧的大肠反射区　　　　小腿外侧的小肠反射区　　　　小腿外侧的肝胆反射区

七、下腹部反射区

　　小腿外侧有一个反射区叫做下腹反射区，这个反射区能够帮助女性解决生理上的难题，主要治疗的疾病就是月经不调，对于男性来说治疗的就是前列腺。

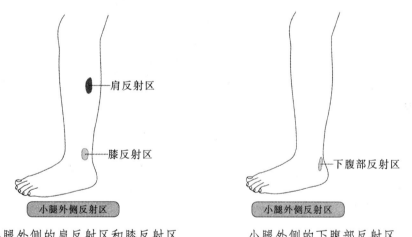

小腿外侧的肩反射区和膝反射区　　　　小腿外侧的下腹部反射区

第四章
腿足养生祛病，
按摩手法与注意事项

疏通经络调节阴阳

古人常说："竹从叶上枯，人从脚上老，天天千步走，药铺不用找。"这说明一个人若想长寿，就要经常活动腿脚的经络。

一、行走是健康的法宝

步行是人一生中最平常的运动方式，也是一种最安全最柔和的运动方式。步行锻炼能够放松心情，减少内心的焦虑，提高身体的免疫力。步行可以增强心血管功能，还可以增加肺活量，这样就可以预防很多疾病，防止身体发胖。步行可促进新陈代谢，增加食欲，同时还能够改善睡眠。

二、每天按摩脚部

《八股杂锦歌》中有这样的话："摩热脚心能健步。"中医经络学也指出，脚心上存在一个大的反射区和一个重要的穴位，那就是肾上腺反射区和涌泉穴，经常用手搓脚心，可起到顺气的作用。

三、让下肢活动起来

1. 旋转脚部。抬起一只脚，离地10厘米左右，将脚尖顺时针旋转三圈，再逆时针旋转三圈，然后换另一只脚做相同的动作。

2. 活动膝盖。双腿并拢弯曲，身体前倾，双手按在膝盖上，然后顺时针旋转20圈，再逆时针旋转20圈。

3. 踢蹬运动。这个运动就像军训时踢正步一样，两只脚在轮流向前踢的时候脚掌保持与地面平行，这样各踢20下。

4. 踢腿运动。将一条腿向前和向后各踢20下，在向后踢的时候要尽量使脚后跟踢到臀部，这样完成20下之后再换另一条腿做相同动作。

5. 下蹲。双脚并拢以后下蹲，身体保持平衡，然后慢慢起身，再蹲，连续做10次。

6. 压腿。双腿并拢蹲下后双手扶住膝盖，然后将左腿向左前方伸出去，同时用手按压住左腿，向下按压5次，然后再换右腿，以同样的方式做一遍。

7. 跳跃。站稳后双手握成拳头向上跳跃，手臂在跳跃的时候可以根据身体的姿势而摆动。

做好按摩前的准备工作

在开始腿足部按摩前，我们应该做好相关的准备工作。在按摩前，要仔细清洗足部和双手，尤其是足底、足背及脚趾缝隙，同时要剪短指甲，以防刺伤皮肤。洗净后，将脚擦干，脚趾缝隙也不要放过。如果室内较冷时，还要提前准备好毛毯之类的物品，以免着凉。

在按摩前，为了让手指润滑和保护皮肤，可在手部和足部轻擦一点乳液类护肤品，如天然的植物油、凡士林、椰子油、橄榄油等。

为了防止在按摩时用手过度而导致手部疲劳，或在按摩过程中需要加强力度，可以事先准备好按摩棒。没有按摩棒时，也可以用干净的圆形棒或竹板代替。

同时，还要注意按摩的姿势。足部的自我按摩姿势很重要，如果没有正确的姿势，按摩就无法进行。尤其是对于因肥胖而弯腰不便或关节疼痛不易屈曲者，采取一些合适的姿势就显得更加重要了。

通常来说，腿足部按摩有以下几种姿势可以采用：

1. 盘腿式

坐在沙发或床上，双腿屈曲盘腿，将需按摩的足放在另一条屈腿的内侧膝关节和大腿上，上身自然前倾。然后，用同侧的手握住需要按摩的足的背部，让足底或足内侧露出，再用另一只手对腿足部穴位进行按摩。

2. 单伸腿式

坐在沙发或床上，一条腿伸直，将需按摩的足放在伸直腿的膝关节和大腿上，上身自然前倾。然后，用同侧的手固定住需要按摩的足的足背，再用另一只手对腿足部穴位进行按摩。

3. 叉腿叠足式

坐在沙发或床上，双腿屈曲，将需按摩的足放在另一只足背上，上身自然前倾。然后，用同侧手固定足部，另一只手对腿足部穴位进行按摩。

4. 屈膝式

坐在有靠背的椅子或床上，一条腿自然屈膝下垂，将需按摩的足放在自然屈膝的大腿上。然后，用同侧的手握住足背并固定之，另一只手对腿足部穴位进行按摩。

5. 垂直屈腿式

坐在沙发或床上，将需按摩一侧的膝关节屈曲呈直角，足底平放，足背朝上；另一条腿可伸直于床上，也可以自然垂于沙发或床旁等。用同侧的手固定足部，另一只手对腿足部进行按摩。

自我按摩的方法

足部按摩的方法通常分为自我按摩和被动按摩两种，被动按摩法是指由医生或按摩师掌握的用于患者的医疗方法。下面主要介绍一下自我按摩方法。

自我按摩是一种切实可行的保健方法，患者可以用自己的手或者按摩棒来按摩足部，以达到治疗疾病的目的。自我按摩的方法很多，包括手指按摩、按摩棒按摩、踏板按摩。

手指按摩就是用手指来对足部进行按摩的方法。根据治疗的时候需要刺激的部位和强度用指尖、指腹、指关节来施治。通常情况下，指腹的刺激强度较弱，比较容易接受，适用于足部大多数穴位。指关节按摩的刺激强度相对较强，而且坚硬，疗效显著，但是如果手法过硬或按摩部位不当，都非常容易损伤筋骨，所以最好在肌肉丰厚并且表皮较厚的部位选择这种按摩方法，如足跟、足掌等。指尖按摩刺激的力度介于上述二者之间，软硬均可，适用于足部大多数部位，尤其适用于筋骨之间的按摩，如足背骨间的按摩。但是采用这种方法进行按摩前要将指甲修好，防止损伤皮肤。

按摩棒按摩就是用按摩棒代替手来对足部进行按摩。按摩棒通常是用木头、塑料、牛角、胶木等材料制作而成的，可以避免按摩者多次、连续用手指对被按摩者进行按摩造成手指手腕损伤，还可以为年老体弱者按摩带来方便。

踏板按摩是利用自身的重量，将脚放到按摩板上，这样便可以充分刺激足部反射区和穴位，以达到防治疾病的目的，这也是一种非常好的自我保健方法。脚踏按摩板通常是用塑料压模而成的，上面有16个形状各异的凸起，可以根据不同的治疗要求踩压上面的某个或数个突起。自由踩踏板上的突起，可以作为按摩前的暖脚运动，舒展脚部，并保持脚部舒适。

使用踏板的时候要注意以下几点：

1. 饭后1小时以内不能使用这种方法。

2. 使用这一方法半小时以内应饮用温开水约300～500毫升（严重肾病患者，饮水量不能超过150毫升）。

3. 每次同一部位不能连续重压15分钟以上（急症除外）。

4. 要避免压迫骨头部位。

5. 严重心脏病、糖尿病、肾脏病患者要严格控制踩踏时间，每次踩踏的时间不能超过10分钟，使用这种方法之后，要注意饮水，使用过后适度休息。

6. 患有心脏病、高血压的人，要在医生的指导下进行治疗，而且还要坚持服用适量药物。

7. 按摩锁定的反射区位置要正确，而且要坚持不懈，尤其是慢性病患者。

常用的按摩手法

在进行腿足部按摩时，正确的按摩手法能够起到事半功倍的效果。按摩的手法有很多种，这里介绍几种比较常见的腿足部按摩手法。

1. 点法。又称单指扣拳法。食指弯曲，拇指轻靠于食指末节，食指指骨同手掌、前臂、上臂保持一条直线，以食指近端指间关节为施力点。在点压穴位时，点压一次提起一次，用力要均匀、和缓、有渗透力，使刺激充分到达肌肉组织的深层，被按摩区有酸、麻、重、胀、走窜等感觉。这一手法适用于足底、足内侧面和足背的穴位。

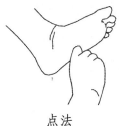

点法

2. 按法。拇指关节弯曲成直角，着力点在偏离指甲尖端中央2～3毫米处、指腹内侧部分，用力要由轻而重，稳而持续，使刺激充分到达肌肉组织的深层，被按摩区有酸、麻、重、胀、走窜等感觉。

使用此法需要注意，切忌用迅猛的爆发力，以免产生反作用。而且久用此法，拇指会处于紧张状态，易患腱鞘炎，所以要与其他方法交替使用。

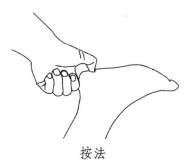

按法

3. 揉法。用中指指腹部分吸附在穴位上，腕部放松，以肘部为支点，做轻柔缓和的回旋揉动，带动该处的皮下组织，但要避免触打或跳动。按揉时，手指不应抬起。这一手法适用于按摩区域较大的部位。

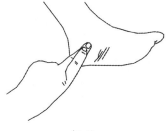

揉法

4. 推法。本法用于足部线状反射区，经常与按法结合使用，称为推按法。推法有用单指、多指及掌根、大小鱼际侧等，着力于一定部位行单向直线移动。一

47

般多采用拇指推法，即用拇指指端或指腹着力，紧贴体表，进行单方向的直线推动。操作时，着力要稳，速度要缓慢均匀。

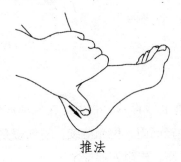

推法

5. 叩法。叩法较为常用的有食指叩法和撮指叩法。食指叩法是拇指、食指两指指腹相对，中指指腹放在食指的指甲上，三指合并捏紧，食指端略微突出，然后用腕力上下动作，行点叩法。这种叩法适用于足部的各个穴位。

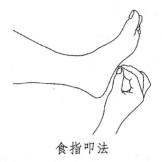

食指叩法

撮指叩法又称梅花叩法，手指微屈，五指端捏在一起，形如梅花状，然后用腕部弹力上下动作，行点叩法。这种叩法适用于足部肌肉较少的穴位。

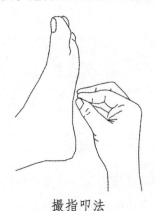

撮指叩法

6. 掐法。用拇指指端及桡侧甲缘施力，也有以拇指与其余各指顶端甲缘相对夹持穴位施力的，有时变形为双手拇指顶端对应夹持穴位。

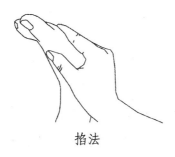

掐法

掐法的刺激性最强，所以掐前要找准部位。为了避免刺破皮肤，可以在重掐部位上覆盖一层薄布。施力时，也要逐渐加力，至引起强烈反应停止，一般为30秒钟，掐后可轻揉局部以缓解疼痛。这一方法主要适用于足部肌肉少的穴位及肌肉肌腱部。

7. 捏法。用拇指、食指两指或拇指、食指、中指三指捏压在两个对应的穴位上压揉；或者拇指在一个穴位上点压，而食指在另一面起固定作用。

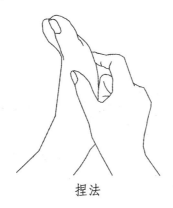

捏法

8. 钳法。一只手握住足部固定，另一只手的食指、中指弯曲成直角，形似钳状，夹住脚趾做加压、旋转和牵拉的动作。

使用这种手法时，食指、中指近节指骨要同时相对用力加压，或者以食指或中指近节指骨加压为主。

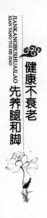

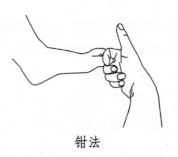

钳法

9. 横切法。就像空手切刀一样，用手的侧面击打足部穴位，也可以用于足底全部。运用这种手法时，尽可能横着叩打，效果更佳。

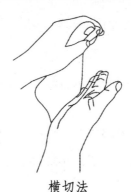

横切法

足部反射区的按摩顺序

在通过对足部各反射区进行按摩时，也要遵循一定的按摩方向与按摩顺序。方向与顺序对了，才能起到有效的养生保健疗疾作用，否则不仅会事倍功半，还可能起到反作用。

一、按摩方向

在对双足进行按摩时，总体方向应沿着静脉、淋巴回流的方向进行向心性按摩。我们知道，双足位于身体的最下端，承受着身体的重量，而且又是离心脏最远的部位，加上地心引力的作用，所以双足的末梢循环比较差。而通过向心性的按摩，可以改变双足的这种循环状况，使其中的毛细血管扩张，血流量增加，降低循环外周的阻力，从而减轻对心脏的负担，同时又可以增加回心血量。

二、按摩程序

在按摩足部反射区时，从左脚开始，先按摩6个基本反射区（也称开水道），即依次按摩肾上腺、腹腔神经丛、肾、输尿管、膀胱、尿道反射区后，按脚底→脚内侧→脚外侧→脚背→小腿的顺序进行。待按摩结束时，再重复按摩左脚的肾上腺、腹腔神经丛、肾、输尿管、膀胱、尿道反射区（再开水道）。再按上述次序按摩右脚。这样的按摩顺序符合人体客观规律，全过程的按摩时间通常以45分钟为宜。

不要在某一反射区按摩过久，可根据自己的病情需要及双足的耐受力分两次或多次按摩，中间的时间换按其他反射区，这样的按摩效果既容易接受，又可令反射区神经末梢始终保持兴奋状态，获得在相同的时间内出现不同的按摩疗效。相反，如果长时间在一个反射区施以刺激，很容易令反射区产生耐受性。

遵循正确的按压要求

通常大家都认为，按摩足部时从哪只脚开始都可以，效果都是一样的。但事实并非如此。试验结果表明，从左脚和从右脚开始的按摩在效果及排毒量上，都有着很大的差别。

那么，到底该从哪只脚开始按摩才比较好呢？答案是从左脚开始。

仔细观察一下足部反射区的分布就会发现，从脚尖到脚跟分布着人体内从头部到肛门的各种反射区。而且，两只脚上有着几乎相同的反射区分布。但是，心脏、脾脏所对应的反射区只分布在左脚上，而肝脏、胆囊所对应的反射区则只分布在右脚上。

在进行足部按摩时，提高按摩效果的捷径就是增强心脏的机能。我们都知道，心脏担负着向全身输送血液的重任，所以在按摩足部时，就要从有心脏对应反射区的左脚开始。

还要注意，在按压反射区时，一般按压4～5次就可以了。不过在刚刚开始学习按摩前，可能很难找准反射区。所以若是刚开始按摩，建议每次按压10次左右。

在按压时，不论采取哪种按摩手法，只要能够刺激双足的对应反射区，就可以起到调节人体生理功能、防病治病的功效。

但是，按摩时也要符合正确的要求，这样才能取得事半功倍的效果。这就要求我们在按摩时应注意以下几点：

定位要准确。在按摩前，要尽量选准反射区的位置，这也是保证足部按摩疗效的基本要求。虽然偏离正确的位置并没有什么害处，但这样就是在做无用功了。

施力要适当。由于足部各个反射区的位置、局部的解剖结构等不同，因此对施力强度的接受能力也不同。按摩时，既不能引发强烈的疼痛感，也不能因为害怕疼痛而力度过于轻柔，而应保持适当的按压强度，一般以达到酸胀、稍痛且又能忍受，让自己感到比较舒服为宜。当感到疼痛难耐时，就马上收力。

施力要均匀。通常每个反射区可以按压4~5次，在按压过程中，力度可以逐渐由小增大，也可以基本保持一致。但在每次推按动作中，用力必须保持均匀。也就是说，每做一次推按，就要先掌握好这次推按的力度，然后自始至终都保持这一力度进行推按。不要忽轻忽重，头轻尾重或头重尾轻。

动作要协调。按摩时，要让动作协调而有节奏感，这样可以使被按摩的反射区受到有规律的刺激。而且，按摩时有节奏地用力与放松，也不易感到疲劳。

节奏的快慢一般可根据情况来决定，体质较弱者，节奏要缓慢；体质强壮者，节奏可以适当快一些。

姿势要舒适。掌握正确舒适的按摩姿势，既是为了自我保健的方便，也是为了按摩时可以轻松自如，同时也更有利于找准相应的足部反射区。

按摩时，体位要能够自由灵活地转动，但注意不要歪身斜体，以免引起腰部劳累酸痛。同时还要灵活地运用各种按摩手法，防止手指受伤。

按摩时的注意事项

在按摩腿足部时，由于每个人的体质、健康状况及所患疾病等都不一样，所以按摩腿足部也有许多注意事项。

足部按摩的主治对象是功能性病症，器质性疾病应选择中西医结合治疗，足部按摩可以起到辅助治疗作用。

饭前20分钟及饭后1小时内都不宜进行按摩，以免对肠胃产生不良刺激。另外，在大怒、大悲、大恐等情绪激动、精神紧张和身体疲劳时，均不宜进行按摩，要等到情绪稳定、体质正常后再做。洗澡后1小时内也不宜进行。

下列人群不宜采取腿足部反射区按摩法：呕血、便血、脑出血或脏器出血等出血患者；经期及妊娠期间的女性；急性心肌梗塞病情不稳定者及严重肾衰竭、心力衰竭、肝坏死等严重患者。

足部有外伤、疮疖、脓肿，按摩时应尽量避开患处，或者在另一条腿或脚的相同位置进行。

心脏病、糖尿病、肾脏病患者，每次的按摩时间不宜超过15分钟。有严重的心脏病、癫痫、肝功能异常者，应配合其他方法治疗。

在按摩时，要保持室内通风，空气清爽，但要注意避免风寒，热天也不要让风扇的风直接吹到双脚上。按摩结束后，不宜马上用冷水洗手和洗脚，应休息至少1小时后，再用温水洗净手脚。

长时间进行足部按摩，双足可能会出现迟钝感，此时可用盐水浸泡双脚半小时，即可恢复痛感。按摩时要注意避免骨骼突起处，以免损伤骨膜。

足浴加按摩身体好

经常按摩脚心也能够疏经通络，强健身体，防止衰老。老年人经常按摩脚心，还能够防止腿脚麻木、行走无力、脚心冰冷等症。除了按摩之外，我们还应该经常进行足浴，也就是俗话说的"泡脚"。这是一种简单实惠的保健方法，效果胜过吃补药。

在足浴时，水的温度一般应保持在40℃左右，水量以能够淹没脚踝部为佳，将双脚放入热水中浸泡10～15分钟，然后用手按摩脚心。

在用热水足浴后，擦干双脚，坐在床边，然后将一条腿屈膝抬起，放在另一条腿上，按摩脚心。按摩左脚心时用右手，按摩右脚心时用左手，互相交替按摩，直到局部发红发热为止。动作要和缓、连贯，轻重也要适中。刚开始按摩时，按压的速度要慢，时间要短，等足部适应后再逐渐加快动作。

按摩脚心的同时，还要多动动脚趾。中医认为，大拇趾是肝、脾两经的通路。多活动大拇趾，可以疏肝健脾，增进食欲，对肝脾肿大也有一定的辅助治疗作用。第四趾属胆经的通路，按摩它可以防止便秘、肋骨痛等；小趾属膀胱经的通路，经常按摩，对女性月经不调、更年期综合征等，有较好的调理作用。

正确地进行足浴，并在足浴后按摩脚底、脚趾等，具有重要的保健医疗作用。尤其对神经衰弱、肾虚腰酸腿软、失眠、慢性支气管炎、周期性偏头痛、痛经等，都有一定的疗效和辅助治疗作用。

在进行足浴时也要注意，夏季气温升高，如果在出汗后立即洗脚，且水温偏低的话，会对血管产生刺激作用，使扩张的血管迅速收缩，导致血管功能异常，有时还容易引发脉管炎。而冬季天气寒冷，足部血管往往处于高度收缩状态，如果用过热的水洗脚，同样会造成血管病变。因此，在外出回来后，最好休息一段时间再以热水洗足，这样才能对双足起到科学的保健作用。

正确的修脚方法

有些人的脚上有很厚的一层老茧，严重时影响走路和双脚运动，这时需要做一些处理。

老茧出现的原因并不是单一的，比如体内血液循环不畅通，走路姿势不恰当，不合适的运动等等。很多人都是在出现老茧之后才开始疼惜起自己的脚，不过"亡羊补牢，犹未晚也"，只要及时的保养，脚还是可以恢复到原来的样子的。

那么如何才能去除掉老茧呢？患者可以找一位专业的修脚人士来修脚。但是不要一次性修得太彻底，要慢慢来。因为在修脚的过程中，脚的形状会发生一定变化，而走路时的姿势也会随着脚的形状的变化而进行调整。如果一次性修得太过彻底，走路时的姿势便会发生很大的改变，对脚的不同部位的压迫力度也会有所不同，这样的话，一些比较细嫩的皮肤就会突然承受过去不曾承受的力，在这样的摩擦之下又很容易形成新的茧，此消彼长就有些得不偿失了，所以修脚的时候还是慢慢来比较好。

　　修脚的工具也比较讲究。专业人士可以使用刀片，但自己刮时很容易受伤，最好不要使用。如今市场上流行的电动修脚仪方便、安全，自己在家时就可以使用。

第五章
足道治百病，
常见疾病的腿脚疗法

外感风寒

　　一年四季，人们总会有感冒的时候，一般冬季和春季发病率较高。中医认为，感冒属于外感风寒，一般是病邪侵入人体体表引发的病症。这时用按摩来驱寒是很好的治疗方法。

　　可以选择按摩肾、肾上腺、支气管、肺、输尿管、膀胱等足底反射区，以及扁桃体、胸部淋巴腺、鼻等足背部反射区。

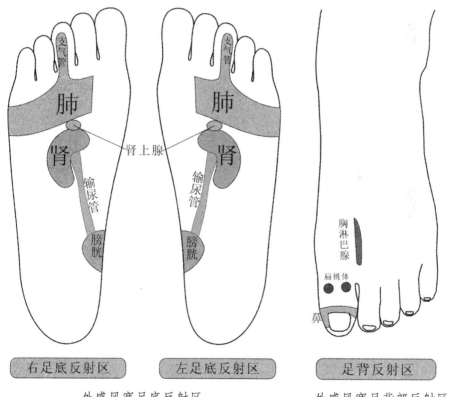

外感风寒足底反射区　　　　　　　　外感风寒足背部反射区

　　足底部反射区可以使用拇指指端点法、食指指关节点法或食指指关节刮法和拳刮法；足背部反射区可以用拇指指端点法、食指指关节点法等。

　　按摩太冲穴（图见P12）也可以治疗感冒。感冒初期，有流鼻涕或咽喉痛的症状，并伴随全身无力的不适感，这时可以通过按摩太冲穴来缓解不适感。

具体做法是：先用温水将双脚泡20分钟左右，然后用大拇指由涌泉穴（图见P6）向脚后跟的方向推按，连续推按5分钟。之后用大拇指自上而下按摩双脚太冲穴，帮助减轻咽喉的疼痛感。

头晕

头晕是很多上了年纪的人常有的毛病，特别是女性。对于脑中没有肿瘤或其他问题的人来说，如果总是感觉头晕，也许是由于贫血，或者血液循环很差导致脑部供血不足。通常来说，人在头晕时总会感觉天旋地转，这是小脑或者内耳中的某些器官出现异常导致的。针对这种情况，可以通过对脚部的反射区进行按摩来使症状得到缓解，按摩部位主要是小脑、大脑、三叉神经、额窦、内耳迷路、耳朵反射区。

小脑：小脑在脚部的反射区位于两脚拇指的指腹上，在指腹上有两条横线，横线之间有一部分区域，这部分区域都属于小脑的反射区。在按摩的时候，应该先按照顺时针的方向按压，再按照逆时针的方向按压。

大脑：小脑反射区之外的两脚的大拇指指腹都是大脑反射区。在按摩的时候，应该从上向下一点点按压。

三叉神经：三叉神经的反射区位于双脚拇指第一节趾骨近端外侧近趾甲处。在按摩的时候，应该从下向上一点点按压。

额窦：额窦的反射区在两脚脚底所有脚趾的前端，脚趾甲的下面。在按摩的时候，应该从下向上一点点按压。

内耳迷路：内耳迷路的反射区在双脚脚背第四跖骨和第五跖骨骨缝的前端，止于第四、五跖趾关节。摸到的时候会感觉到一个小突起，在按摩的时候，找到这个小突起，压住这个位置，进行按压。

耳朵：耳朵的反射区位于两脚脚底，最后两趾靠近脚掌的关节处。按摩时应该从上向下按压住，向内部一点点按压。

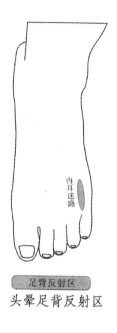

足背反射区

头晕足背反射区

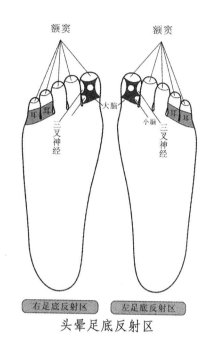

额窦　　　　额窦

右足底反射区　　左足底反射区

头晕足底反射区

耳鸣

　　有很多人都出现过耳鸣的症状，感觉耳朵内有阵阵鸣响，就像蝉叫，或像潮水波动的声音，音量有大也有小。这种情况一般是由肾虚、脾弱、情绪不稳、饮食不当等原因造成的。

　　针对这种情况，我们可以通过对足部的反射区进行按摩来缓解。可以选择额窦、左右两耳、头部、内分泌腺脑垂体、小脑和脑干、三叉神经、肝脏、肾脏、膀胱、升结肠、降结肠、乙状结肠及直肠等足底反射区；颈椎骨、胸椎骨、腰椎骨、尿道、前列腺等足内侧反射区；足外侧反射区中的生殖腺反射区；内耳迷路、胸腺、上下颌部位等足面反射区。

　　足底反射区可用握拳刮擦法、大拇指顶端点按法、大拇指关节刮擦法、食指关节刮擦法、拍打法、轻叩法等。足内侧反射区可用食指侧面刮擦法、轻叩法等。足外侧反射区可用食指侧面刮擦法、轻叩法等。足面上反射区可用大拇指顶端点按法、食指推揉法等。

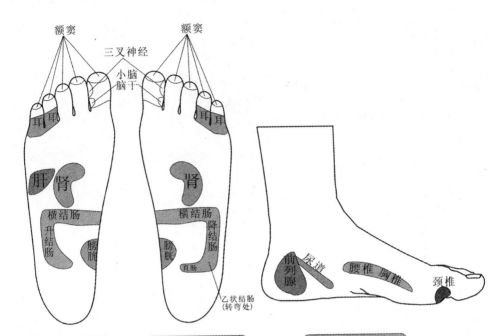

右足底反射区　　　　左足底反射区　　　　　　足内侧反射区

耳鸣足底反射区　　　　　　　　　耳鸣足内侧反射区

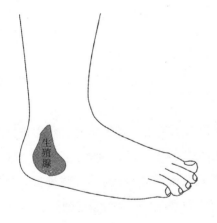

足外侧反射区

耳鸣足外侧反射区

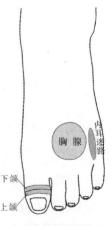

足背反射区

耳鸣足面反射区

牙痛

中医认为，牙痛主要为胃火循经上蒸所致的实证，或肾阴不足，虚火上扬所致的虚证。治疗时，应着重清胃火、补肾阴，以止牙痛。

足部按摩可以促进血液循环，止痛消炎，并能增强泌尿系统的功能，强肾排毒。因此，足部按摩也是治疗牙痛的常用方法。

可以选择肾、胃、肝、升结肠、横结肠、降结肠、十二指肠、输尿管、膀胱、三叉神经等足底反射区进行按摩。

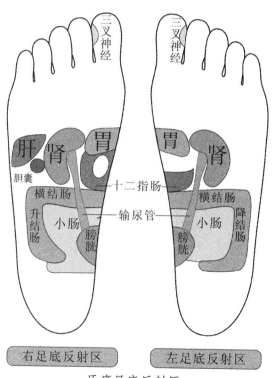

牙痛足底反射区

若为胃火牙痛，加按胃、十二指肠、肝、升结肠、横结肠、降结肠反射区。若为肾虚牙痛，加按肾、输尿管、膀胱反射区。

除此以外，还可对位于拇指与食指之间凹处的合谷穴（图见P137）进行按压、揉搓。或取石膏、生地、防风、荆芥各20克，细辛6克，加水煎煮20分钟，去渣取汁。然后将药汁倒入2000毫升温水中，浸泡双足30分钟，每晚1次。

慢性鼻炎

慢性鼻炎是一种常见的鼻腔黏膜及黏膜下层的慢性炎症，临床分为慢性单纯性鼻炎和慢性肥厚性鼻炎。急性鼻炎反复发作或治疗不彻底，也可演变为慢性鼻炎。慢性鼻窦炎、鼻中隔偏曲、慢性扁桃体炎或腺样体肥大等，可导致鼻子通气不畅或引流阻塞。

可选择肾、肺、鼻、甲状旁腺、膀胱、额窦、输尿管等足底部反射区进行按摩，或按揉足背部反射区中的扁桃体反射区。

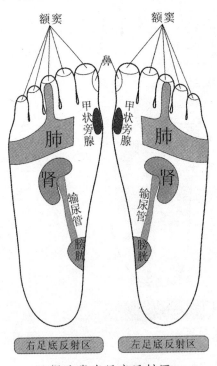

慢病鼻炎足底反射区

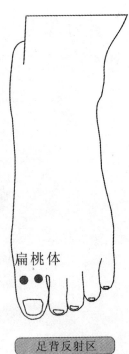

慢性鼻炎足背反射区

由足内侧向足外侧推按肺反射区4～5分钟，以每分钟50次为宜；依次点按鼻、肾、膀胱反射区各2分钟，力度以酸胀为宜；由足趾向足跟方向推按输尿管反射区2分钟，以每分钟50次为宜。

咳嗽

咳嗽是肺系疾病的主要症状之一。中医认为，风、寒、暑、湿、火侵袭肺系，或脏腑功能失调，内邪扰肺，肺气上逆等，都可以引发咳嗽。咳嗽的主要症状是口干，咽喉有燥疼感，恶心，常伴有咳嗽，吐白、黄色黏痰，严重时还会痰中带血。

可选择肾上腺、肾、甲状旁腺、输尿管、膀胱、脾、肺及支气管等足底部反射区进行按摩，也可按摩扁桃体、喉及气管、上身淋巴腺等足背部反射区。

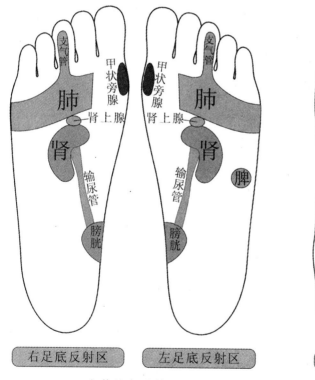

咳嗽足底反射区

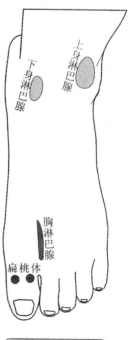

咳嗽足背反射区

63

肾上腺、肾、输尿管、膀胱、甲状腺旁等反射区，每个区按揉30秒；喉及气管、肺及支气管、上身淋巴腺、扁桃体等反射区，每个反射区按揉1分钟。

胃痛

胃痛在中医上也称胃脘痛，是指上腹、胃脘部近心窝处疼痛的疾患。常因感受寒邪或饮食生冷，寒积于胃，或因暴饮暴食，饮食不规律，饥饱无常，过食辛辣，或因情志不舒，恼怒致肝气犯胃出现胃痛。

可选择腹腔神经丛、胃、脾、十二指肠、胰、大肠、小肠、甲状旁腺、肝、胆等足底部反射区进行按摩，也可按摩上身淋巴腺、下身淋巴腺等足背部反射区。

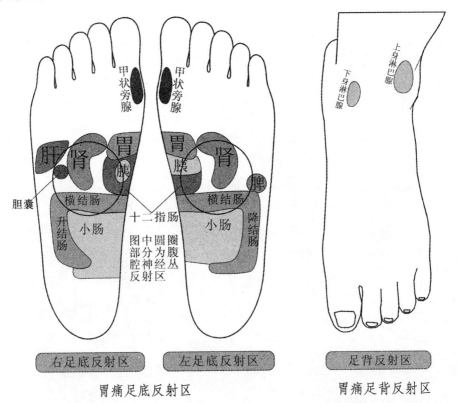

胃痛足底反射区　　　　　　　　　　胃痛足背反射区

腹腔神经丛、胃、胰、十二指肠、大肠、小肠、甲状腺旁以单食指扣拳法推压3~5分钟；脾、肝、胆以单食指扣拳法各按揉3~5分钟；上、下身淋巴腺以双拇指捏指法按揉3分钟。

辅助疗法：取姜黄、香附各20克，将两味药加水2500毫升大火煎煮，煮沸后再以小火熬煮20分钟，然后倒入盆内，以温水浸泡双足，每日1~2次。

腹泻

在日常生活中，我们可能会因饮食不当或感冒着凉而出现腹泻的状况，针对腹泻可以按摩足部的横结肠、降结肠和升结肠反射区。

横结肠：按摩左脚的横结肠反射区应按照逆时针的方向进行按摩；按摩右脚的横结肠反射区应按照顺时针的方向进行按摩。

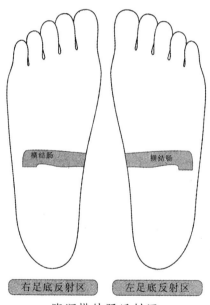

腹泻横结肠反射区

降结肠：左脚的横结肠反射区与直肠反射区中间部分的下半部分区域就是降结肠在脚部的反射区。按摩时应从上向下一点点按压。

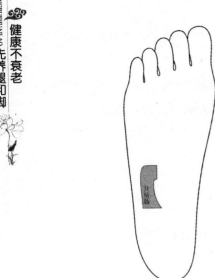
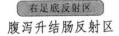
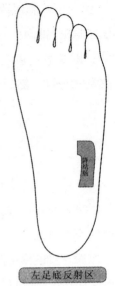

右足底反射区 　　　　　　　　　　左足底反射区

　　　　腹泻升结肠反射区　　　　　　　　　腹泻降结肠反射区

　　升结肠：升结肠在脚部的反射区位于右脚脚底的外侧。在用手触摸脚后跟的时候，会感觉上侧有一个凹陷的部位，这个部位上面与右脚横结肠反射区相连的地方就是升结肠反射区。按摩时应从下往上一点点按压。

便秘

　　便秘是指大便秘结不通，排便时间延长，或欲大便而艰涩不畅的一种病症。中医认为，便秘的病因有燥热内结、津液不足、情志失和、气机郁滞，以及劳倦内伤、身体羸弱、气血不足等，导致大肠传导功能失常，从而引起便秘。

　　长时间的便秘会导致食欲不振、恶心、打嗝、腹痛等症状，对身体健康不利。出现便秘，在没有器质性病变的情况下，采取足部按摩法可以收到较好的疗效。

　　针对便秘，可以选择肾、肾上腺、胃、胰、脾、腹腔神经丛、输尿管、膀胱、升结肠、横结肠、降结肠、乙状结肠、十二指肠、直肠、小肠、肛门等足底反射区进行按摩。

肾、肾上腺、胰、腹腔神经丛、输尿管、膀胱、升结肠、横结肠、降结肠、胃、十二指肠、直肠、小肠反射区以单食指扣拳法中等力度各推压3～5分钟；脾、肛门反射区以单食指扣拳法，稍微加大些力度各按揉3～5分钟。

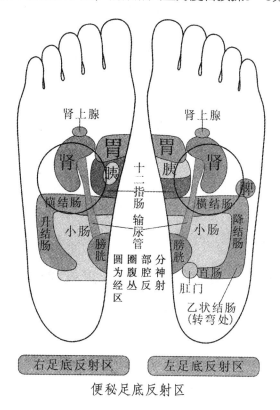

便秘足底反射区

　　辅助疗法：转动双足踝关节，每次5～10分钟，每日2次；坐在椅子上，双小腿下垂，足底与地面摩擦，以足底感到发热为度，每日1～2次。

痔疮

　　痔疮是肛门直肠底部及肛门黏膜的静脉丛发生曲张而形成一个或多个柔软静脉团的一种慢性疾病。患有痔疮，肛门内扩张扭曲的静脉壁就会变得很薄，排便时容易破裂。妇女在妊娠期，因盆腔静脉受压迫，妨碍血液循环也常会发生痔疮。

针对痔疮，可按摩腹腔神经丛、肛门、小肠、直肠、肾、乙状结肠、输尿管、膀胱、横结肠、骶骨等足底部反射区，肛门、骶骨等足内侧反射区，以及上身淋巴腺、下身淋巴腺等足背部反射区。

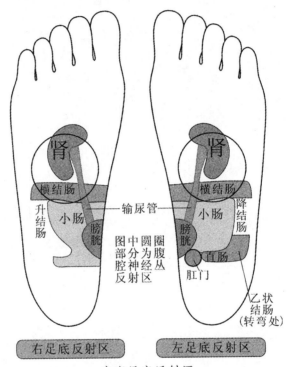

痔疮足底反射区

腹腔神经丛、小肠、直肠（足底）、肾、输尿管、膀胱、横结肠、骶骨以单食指扣拳法推压3～5分钟；直肠、肛门（足内侧）以捏指法按摩3～5分钟。肛门（足底）以单食指扣拳法按揉3分钟；上、下身淋巴腺以双拇指捏指法按揉3分钟。

辅助疗法：经常做自我提肛运动；按摩或指压头部的百会穴与臀部的长强穴与会阳穴，也可以对这几个穴位施以针灸。

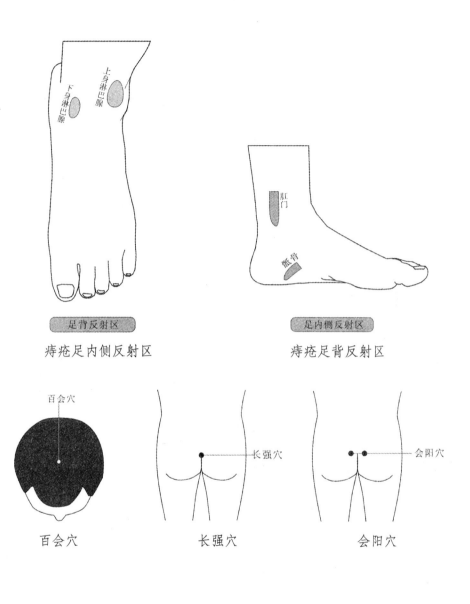

痔疮足内侧反射区

足背反射区

痔疮足背反射区

足内侧反射区

百会穴

长强穴

会阳穴

胆囊炎

　　胆囊炎是胆囊的常见病，多由细菌感染或化学刺激引起。患有胆囊炎时，急性者常有畏寒、高热、恶心、呕吐、胀气、消化不良、右上腹剧痛，并可向右肩胛下区放射疼痛；慢性者可有持续性上腹钝痛和不适感，消化不良，进食后上腹

69

饱胀、嗳气、恶心、胃部灼热感等症状，有时也可出现右肩胛下区疼痛。

　　胆囊炎患者可按摩肝、胆、肾上腺、肾、脾、腹腔神经丛、胃、胰、十二指肠等足底部反射区和上身淋巴腺、下身淋巴腺等足背部反射区。

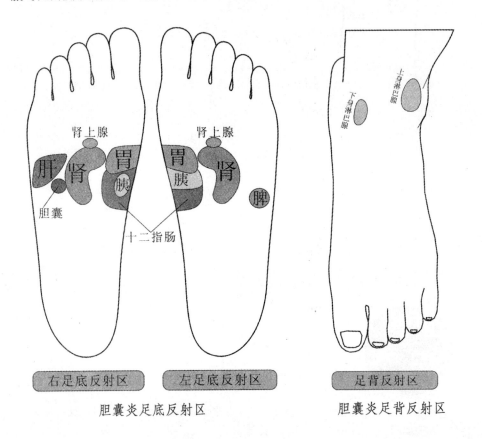

胆囊炎足底反射区　　　　　　胆囊炎足背反射区

　　肝、胆、肾上腺、肾、脾以单食指扣拳法各按揉3～5分钟；腹腔神经丛、胃、胰、十二指肠以单食指扣拳法各推压3～5分钟；上、下神经淋巴腺以双拇指捏指法按揉3分钟。

　　辅助疗法：取静坐位，保持自然呼吸，然后将双脚掌相合，双手将双足踝向上搬起，再恢复原位。上下摇动15次。此时头向后仰，便可有驱除胆腹邪气、治疗胆部引起的肋痛等作用。

肝硬化

人们的生活一天天变得越来越好，但是肝脏所承受的负担却越来越大，不良的生活习惯、饮食习惯，比如熬夜、吸烟、酗酒等，都会给肝脏功能带来损害。肝硬化就是肝脏向我们发出的求救信号之一，这是一种慢性疾病，早期症状包括恶心、食欲减退、身体疲倦、体重下降、牙龈出血等。肝硬化可以通过对足部进行按摩来缓解症状。

肝硬化患者可采用食指关节点按法、大拇指顶端点按法、大拇指刮擦法、食指关节刮擦法、拍打法、轻叩法等方法按摩腰椎、颈椎骨、胸椎骨等足内侧反射区，足外侧反射区中的生殖腺反射区，肋骨以及上、下淋巴结等足背反射区，头部、肾脏、肝脏、小脑和脑干、脑垂体、三叉神经、腹腔神经丛、胆囊、脾、肛门、甲状腺、肾上腺、甲状旁腺、胃部、生殖腺等足底反射区。

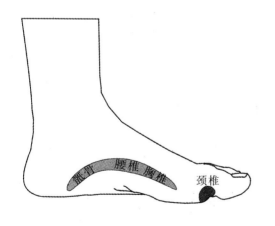

肝硬化足内侧反射区

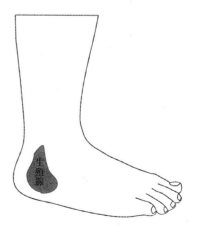

肝硬化足外侧反射区

第五章　足道治百病，常见疾病的腿脚疗法

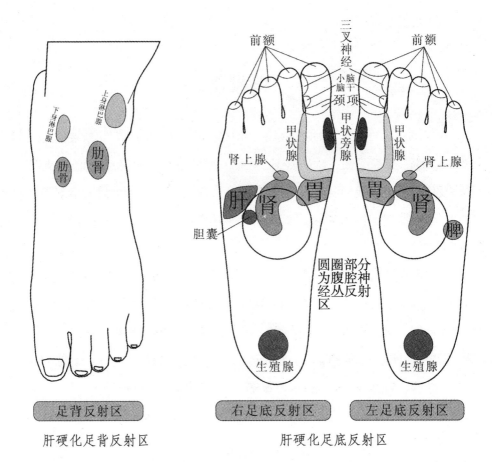

足背反射区

肝硬化足背反射区

右足底反射区　左足底反射区

肝硬化足底反射区

泌尿系统结石

　　泌尿系统结石包括肾结石、输尿管结石和膀胱结石。肾结石主要症状为腰部持续性钝痛，可由腰部沿输尿管放射至膀胱、下腹部、生殖器、大腿内侧，有时可发生阵发性绞痛，还可出现不同程度的血尿。输尿管结石主要症状表现为尿频、阵发性绞痛，并伴有血尿。膀胱结石主要症状表现为排尿困难、排尿中断或排尿时下腹部疼痛，并放射至生殖器，还会有不同程度的脓尿或血尿。

　　针对泌尿系统结石，可按摩腹腔神经丛、肾、输尿管、膀胱等足底部反射区，腹股沟、上身淋巴腺、下身淋巴腺等足背部反射区，尿道、阴道等足内侧反射区。

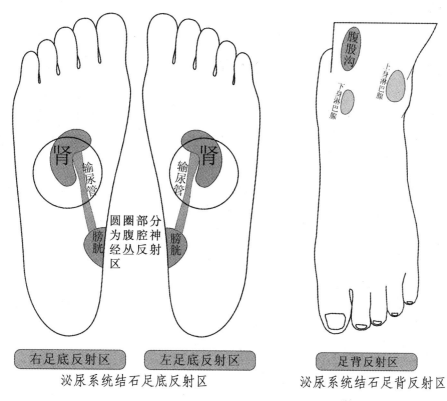

右足底反射区　　左足底反射区

泌尿系统结石足底反射区

足背反射区

泌尿系统结石足背反射区

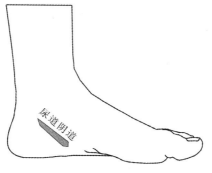

足内侧反射区

泌尿系统结石足内侧反射区

　　按摩手法：上、下身淋巴腺以双拇指捏指法按揉3～5分钟；肾、膀胱以单食指扣拳法各按揉3～5分钟；腹腔神经丛、输尿管、尿道、阴道以单食指扣拳法各推压3～5分钟；腹股沟以捏指法按揉3～5分钟。

糖尿病

糖尿病是一种代谢性疾病，由于身体中的胰岛素含量不足而引起新陈代谢紊乱，特点是血糖升高和糖尿。这种病症早期症状不明显，发展到中期就会出现糖尿，身体会迅速消瘦。糖尿病的高发期在50～70岁。

糖尿病患者可以按摩垂体、肝、肾、心、胃、甲状腺、肾上腺、胰、横结肠、升结肠、降结肠、乙状结肠、直肠、膀胱、生殖腺等足底反射区，上、下身淋巴结等足背反射区，糖尿病和坐骨神经反射点等腿部反射区。

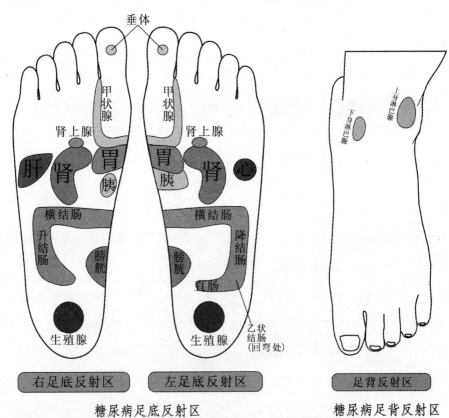

糖尿病足底反射区　　　　糖尿病足背反射区

足底部反射区可采用食指指间关节点法、拇指指端点法；足背部反射区可采用拇指指端点法或用食指指间的关节点法；腿部反射区可采用拇指指端点法。

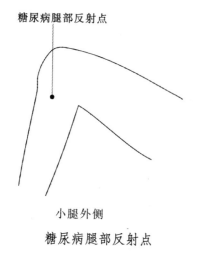

糖尿病腿部反射点

小腿外侧

糖尿病腿部反射点

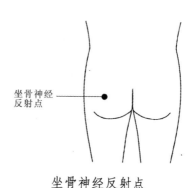

坐骨神经反射点

坐骨神经反射点

高血压

　　高血压分为原发性和继发性两种。原发性高血压的血压升高病因不明，高血压患者中有90％患有原发性高血压；继发性高血压是病因明确的高血压。当查出病因并有效去除或控制病因后，作为继发症状的高血压可被治愈或明显缓解。

　　不管是原发性还是继发性的高血压疾病，在初期往往都不会被重视，最终就会导致情况的恶化，而按摩足底能够对稳定血压起到一定作用。

　　高血压患者可以按摩肾上腺、输尿管、膀胱、肾、大脑、心脏等足底反射区。对上述反射区可采用单食指扣拳法或拇指推掌法向脚跟方向按揉，按揉时间和力度以感到微微胀痛为宜。

　　辅助疗法：用手指叩打脚底的涌泉穴来缓解高血压症状。首先将左手握成空拳状，用左手小拇指弹按涌泉穴，每次弹按100下，再用右手按压右脚底的涌泉穴，长期坚持，会取得意想不到的效果。

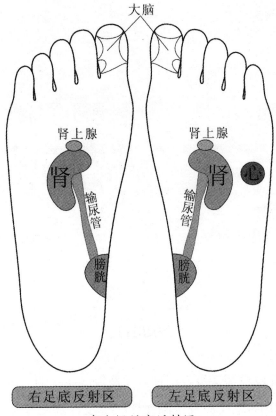

大脑

肾上腺　　　　肾上腺

肾　　　　　　肾　　心

输尿管　　　　输尿管

膀胱　　　　　膀胱

右足底反射区　　　左足底反射区

高血压足底反射区

心脏病

心脏病是心肌病、冠状动脉型心脏病、心瓣膜病及心律失常等病症的总称，致病原因以动脉硬化居多。而高血脂症、吸烟、精神因素、生活不规律等，也都是心脏病发作的诱因。一般心脏病的常见症状是呼吸不畅、心悸等。当发生心肌缺血时，常会出现心脏被牵扯疼痛的感觉，严重时可危及生命。

足部按摩对这类疾病具有较好的预防和保健作用。针对心脏病，可以选择按摩肾、输尿管、膀胱、心、肺、肾上腺、甲状腺、小肠、胰、腹腔神经丛等足底部反射区，横膈膜等足背部反射区，颈椎、胸椎、腰椎、骶椎等足内侧反射区。

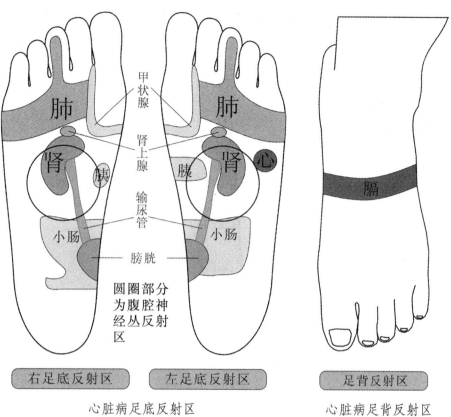

甲状腺
肾上腺
输尿管
膀胱

肺
肾
胰
小肠

肺
肾
胰
心
小肠

圆圈部分
为腹腔神
经丛反射
区

右足底反射区

左足底反射区

心脏病足底反射区

膈

足背反射区

心脏病足背反射区

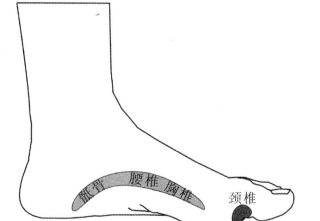

骶骨 腰椎 胸椎
颈椎

足内侧反射区

心脏病足内侧反射区

肾、膀胱、心、肺、肾上腺、甲状腺、小肠、胰以单食指扣拳法各按揉3～5分钟；输尿管、腹腔神经丛以单食指扣拳法各推压3～5分钟；横膈膜以双拇指捏指法按揉3～5分钟；颈椎、胸椎、腰椎、骶椎以捏指法各推压3～5分钟。

按摩时应注意，心脏疾病的反射区按摩治疗须在医生指导下进行，心脏病发作时不宜进行，以免导致不良后果。

颈椎病

从中医的角度来看，颈椎病因颈部长期处于气血失调、劳累的状态，再加上外邪入侵阻塞经络而引起。通过对足底的颈椎反射区进行按摩，能取得祛风散寒、调和气血、疏通筋络的作用，进而起到治疗颈间疼痛的作用。

颈椎在足部的反射区域：双足拇趾趾腹根部横纹处，双足外侧第五趾骨中部（足外侧最突出点中部）。按摩时以拇指指尖或指腹进行按摩，慢慢推移。力度最初不宜过重，渐渐增强，最好按摩时稍微感觉有痛感，按摩时间可以根据自己的情况而定。最好是每日早晚各按摩一次，每次持续15分钟。

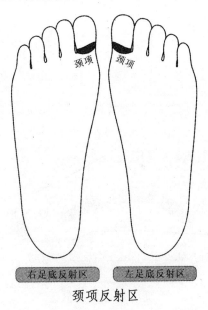

颈项反射区

除了对足部反射区进行按摩，还有其他几种辅助疗法。

首先是采用腿浴的方法进行治疗。虽然出现问题的地方在颈椎，但我们身体上的经络遍布全身，可以采用循经远端进行取穴的方法治疗疾病，腿疗治疗颈椎病也是采用这一原理。

具体做法是，先用中药对腿部进行药浴约20分钟，最好达到身体发热发汗，可以缓解肩颈部的僵硬感。然后对脚上的厉兑、足通谷，腿上的光明等穴位进行按摩，之后适当活动颈肩部，会感觉肩颈部舒畅。

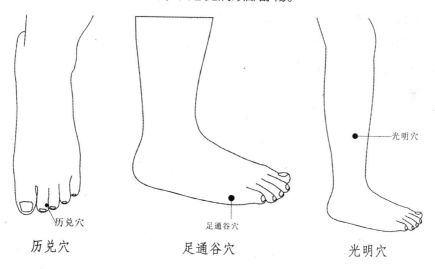

历兑穴　　　　　　　足通谷穴　　　　　　　光明穴

第二种方法是活动脚趾。以食指与大拇指同时按住大脚趾，对大脚趾进行上下扳动按摩，直到脚趾根部发麻为宜。然后扳动大脚趾来回转动，开始时不宜太用力，逐渐加大幅度；然后再换另外一个方向进行按摩，各转12圈。结束之后，单脚脚趾并拢，脚趾逐渐向上弯，同时将脚底伸直。刚开始转动大脚趾时，大脚趾根部横纹线区由于疾病反应，疼痛感强烈，这时须忍住。约半个月后，随着颈椎疾病的逐渐好转，疼痛感会逐渐减弱。

第三种方法是艾灸颈项反射区和涌泉穴。具体做法是，点燃艾条，可以采用雀啄式的按摩方法，将火头对准颈项反射区域进行艾灸。此时，大脚趾应该向脚背方向弯曲，打开脚底褶皱，露出颈项反射区。火头离颈项反射区1.5厘米左右，若是感觉灼热可以稍远离一些，如此进行艾灸20次，让反射区有潮热感。

肩周炎

肩周炎在中医上也称冻结肩、五十肩、漏肩风，是肩关节周围软组织的无菌性炎症，可分为急性发作期和慢性冻结期。急性发作期疼痛剧烈，肩关节因疼痛难忍而不敢活动，偶尔碰撞则剧痛难忍，甚至夜间难以入睡。慢性冻结期肩关节囊已有粘连，肩关节活动范围受限，严重者穿衣、洗脸、摸颈后和背部都很困难，日久可有肩部肌肉萎缩，形成恶性循环。

肩周炎的治疗原则是动静结合，肿痛明显的早期，可限制肩关节的活动；肿痛消失的后期，采用局部按摩与足部按摩相结合的方法，对消除肩部疼痛具有很好的效果。

针对肩周炎，可按摩颈项、斜方肌、肝、脾等足底部反射区，上身淋巴腺、下身淋巴腺等足背部反射区，肩胛骨、髋关节、肩关节、手臂、肘关节、膝关节等足外侧反射区。

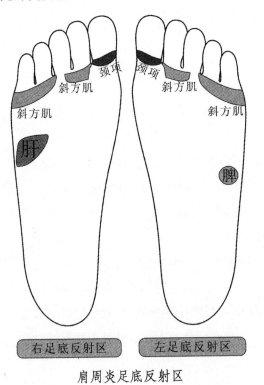

| 右足底反射区 | 左足底反射区 | | 足背反射区 |

肩周炎足底反射区　　　　肩周炎足背反射区

80

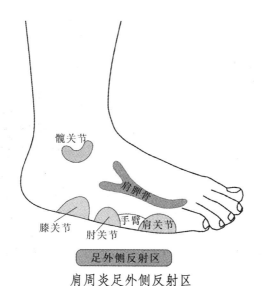

髋关节

肩胛骨

膝关节　肘关节　手臂　肩关节

足外侧反射区

肩周炎足外侧反射区

颈项以拇指扣指法推压3～5分钟；斜方肌以单食指扣拳法推压3～5分钟；肩关节、手臂、肘关节、膝关节以单食指扣拳法各按揉3～5分钟；肩胛骨、髋关节以捏指法或单食指刮压法推压3分钟；肝、脾以单食指扣拳法按揉3分钟；上、下身淋巴腺以双手捏指法各按揉3～5分钟。

辅助疗法：用电吹风对准足心，以温热风吹，直到足部产生灼热感时移开，待灼热感渐渐消失后，再第二次吹风，每次10分钟，每日2次。还可按摩腿部的阳陵泉、阴陵泉、悬钟、足三里等穴位。

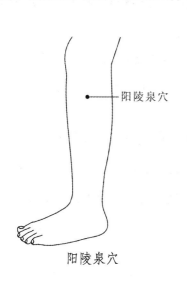

阳陵泉穴

阳陵泉穴

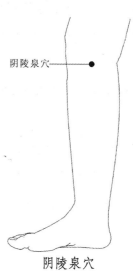

阴陵泉穴

阴陵泉穴

第五章　足道治百病，常见疾病的腿脚疗法

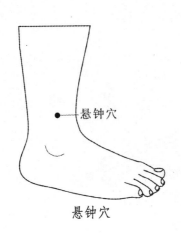

悬钟穴

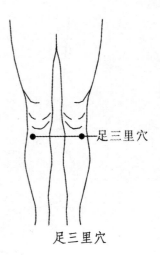

足三里穴

关节炎

关节炎的产生是由于感染、创伤、炎症或其他因素引起的关节炎症，具有关节红肿、热、痛等明显的特征。关节炎是一种慢性的疾病，最常见的关节炎有两种，一种是骨关节炎，一种是类风湿关节炎。有统计显示，我国患关节炎的老年人口众多，很多中老年患者都在忍受着阴雨天气关节疼痛的痛苦。掌握一些具有健身效果的按摩方法，对缓解病情是有帮助的。

针对关节炎，可以按摩上、下身淋巴结等足背反射区；甲状旁腺、脾、脑垂体、小脑及脑干、生殖腺等足底反射区；肩关节、膝、肘关节、生殖腺等足外侧反射区。

足背反射区可用食指指间关节点法、拇指指端点法；足底反射区可用食指关节点法、拇指指端点法或者是拇指关节刮法、擦法、拇指推法、拳面叩击法等；足外侧反射区常见的按摩方法有拇指推法和按法、食指外侧缘刮法、拳面叩击法等。

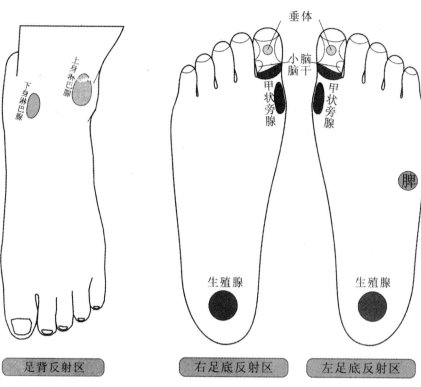

足背反射区

关节炎足背反射区

右足底反射区　左足底反射区

关节炎足底反射区

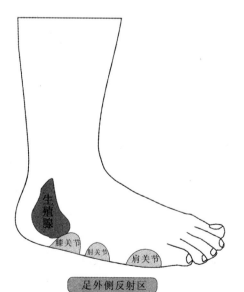

足外侧反射区

关节炎足外侧反射区

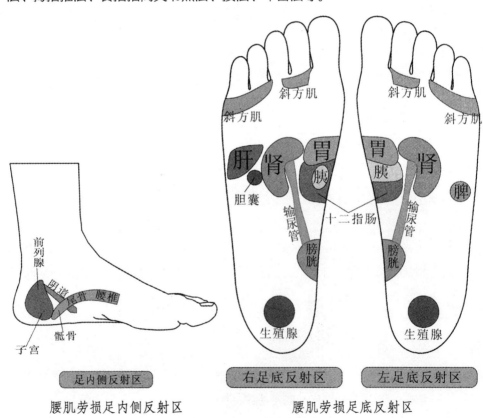

腰肌劳损

  腰肌劳损是一种常见疾病，患病时间一般较长，久治不愈，给人们的日常生活带来了很多不便。足部反射区疗法对治疗腰肌劳损有一定效果，这种方法注重的是整体治疗，通过按摩足部的反射区来调节自身的机能，从而增加人体抵抗能力，有效对抗腰肌劳损。

  针对腰肌劳损，可以按摩胸椎、颈椎、骶骨、腰椎、前列腺或子宫、内尾骨、尿道及阴道、内髋关节等足内侧反射区，肝、斜方肌、胆囊、肾、脾、输尿管、膀胱、胃、胰、十二指肠、生殖腺等足底反射区，肩关节、肩胛骨、外髋关节、膝、生殖腺、外尾骨等足外侧反射区。可根据不同反射区采用食指外侧缘刮法、拇指推法、食指指间关节点法、按法、叩击法等。

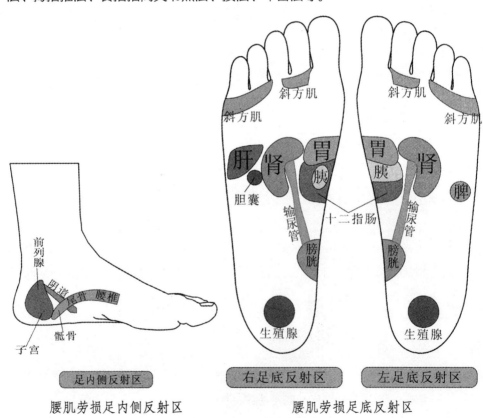

前列腺
阴道
尾骨 腰椎
骶骨
子宫

斜方肌　斜方肌　斜方肌　斜方肌
肝　肾　胃　胃　肾
胆囊　胰　胰　脾
输尿管　十二指肠　输尿管
膀胱　膀胱
生殖腺　生殖腺

足内侧反射区　　右足底反射区　　左足底反射区

腰肌劳损足内侧反射区　　　　腰肌劳损足底反射区

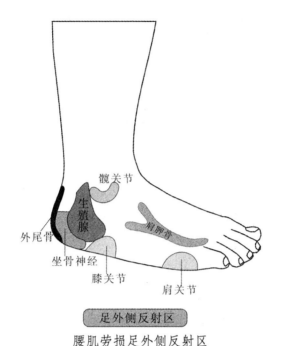

髋关节

生殖腺

外尾骨

坐骨神经

膝关节

肩胛骨

肩关节

足外侧反射区

腰肌劳损足外侧反射区

腰椎间盘突出症

　　腰椎间盘突出症是由于腰部急性扭伤、慢性劳损或受寒凉刺激等原因，促使已发生退行性改变的腰椎间盘纤维部分或全部破裂，连同髓核一并向外膨出，压迫邻近的脊神经根或脊髓所致。

　　腰椎间盘突出症一般是突然发生，起病急，疼痛剧烈，腰部活动受限，不敢直腰，重者可影响翻身或站立。疼痛可沿坐骨神经分布区放射，并伴有小腿外侧或足背、足跟等处麻木感、下肢肌肉萎缩等。

　　腿足部按摩对各种原因引起的腰椎间盘突出症均有一定疗效，配合腰部的局部按摩效果会更好。

　　针对腰椎间盘突出症，可按摩肾上腺、输尿管、膀胱、肺等足底部反射区，上身淋巴腺、下身淋巴腺等足背部反射区，腰椎、骶椎、内侧坐骨神经、内尾骨等足内侧反射区，髋关节、外侧坐骨神经、外尾骨等足外侧反射区。

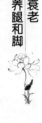

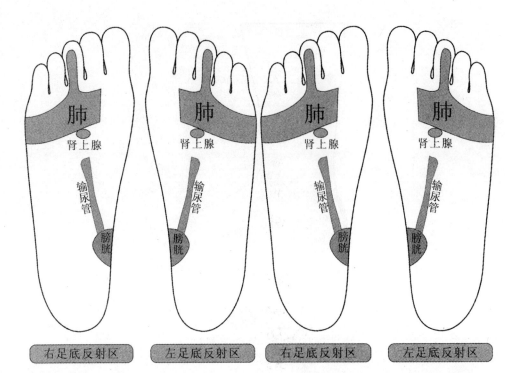

腰椎间盘突出症足底反射区　　　　腰椎间盘突出症足背反射区

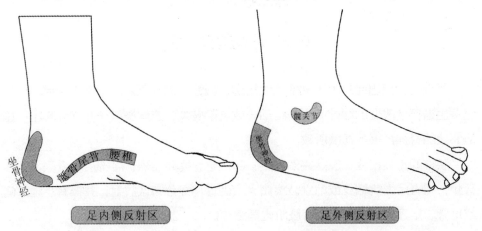

腰椎间盘突出症足内侧反射区　　　　腰椎间盘突出症足外侧反射区

　　腰椎、骶椎、内外侧坐骨神经以捏指法重力各推压3～5分钟；内外尾骨以单食指扣拳法各刮推3分钟；肾上腺、输尿管、膀胱、肺以单食指扣拳法各按揉3分钟。

辅助疗法：经常用双手搓动腰部患处、骶骨两侧；按摩足部经穴时，配合按摩足三里（图见P82）、委中、阳陵泉（图见P81）、悬钟（图见P82）、承山等穴位。

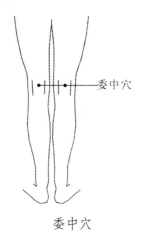

委中穴

委中穴

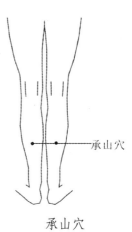

承山穴

承山穴

坐骨神经痛

坐骨神经痛是指坐骨神经通路及分布区的疼痛，即在臀部大腿后侧、小腿后侧和足外侧的疼痛，可分为原发性和继发性两种。原发性坐骨神经痛的原因多为坐骨神经的间质神经炎症。继发性坐骨神经痛是由于坐骨神经干损伤和间接使坐骨神经受到挤压，如椎间盘突出、肿瘤、结核性感染等。中医认为，坐骨神经痛常因正气虚弱、外受寒湿、闪挫、跌倒、劳伤等引发。足部按摩法治疗坐骨神经痛疗效显著，治疗越早效果越好。

针对坐骨神经痛，可按摩肾、膀胱、肾上腺、输尿管、肺等足底部反射区，尾骨、骶骨、腰椎、胸椎、颈椎等足内侧反射区，下腹部、膝关节等足外侧反射区。

肾、膀胱、肾上腺以单食指扣拳法依次按揉各3分钟；由足趾向足跟方向以单食指扣拳法推压输尿管反射区2分钟；由足内侧向足外侧以单食指扣拳法推按肺反射区2分钟；向足跟方向以单食指扣拳法依次推按颈椎、胸椎、腰椎、骶骨、尾骨反射区2分钟；膝关节、下腹部以单食指扣拳法按揉1分钟，力度以胀痛为宜。

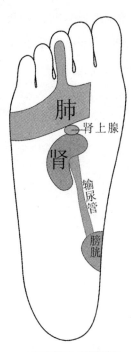

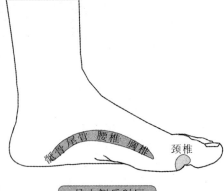

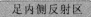

右足底反射区　　左足底反射区　　　　足内侧反射区

坐骨神经痛足底反射区　　　　坐骨神经痛足内侧反射区

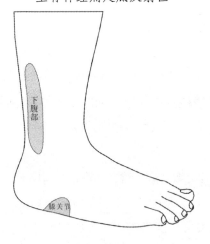

足外侧反射区

坐骨神经痛足外侧反射区

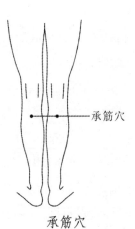

承筋穴

承筋穴

辅助疗法：在臀部及下肢后外侧用平掌推法3～5次，并以双掌搓揉大腿两侧，最后用双手握住踝部抖动5次；每天空闲时就用拳头自行叩打臀部、大腿后侧及小腿后外侧；按揉腿部的委中（图见P87）、足三里（图见P82）、阳陵泉（图见P81）、承山（图见P87）、承筋（图见P88）等穴位各30秒。

乳腺增生

乳腺增生病是女性的常见病，是由内分泌功能紊乱导致的乳腺结构异常。临床表现通常为乳房肿痛，并且有一定的周期性，症状会在月经前期或者月经期加重。乳房中有明显的肿块，呈扁平或者串珠状结节，用手推块状物体可以移动，经前期肿块会增大，经期过后肿块又会缩小，病程较长，发展较缓慢，多发于20～40岁的女性。对于病情不严重的患者，可以用非药物的方法进行治疗，比如足部按摩。

针对乳腺增生，可以按摩胸椎、颈椎、腰椎、尿道及阴道、子宫、骶骨等足内侧反射区，垂体、大脑、小脑及脑干、肺及支气管、颈项、甲状旁腺、斜方肌、肾、肾上腺、膀胱、输尿管、心、胆囊、脾、肝、生殖腺等足底部反射区，上、下身淋巴结、膈、肋骨等足背反射区，有生殖腺、肩胛骨等足外侧反射区。

足内侧反射区主要用按法、食指外侧缘刮法、叩击法、拇指推法等；足底部反射区用食指关节点法或者是拇指关节刮法、拇指指端点法、按法、钳法、食指关节刮法等方法；足背部反射区主要使用食指指间关节点法、拇指指端点法、食指推法、拇指推法等；足外侧反射区主要使用按法、叩击法、食指外侧缘刮法等。

妊娠呕吐

妊娠呕吐是孕妇的常见反应，主要表现为恶心、呕吐、头晕、厌食等，为妊娠的早期表现之一，多出现在妊娠2～3个月。如果仅仅是怀孕之后出现恶心、嗜

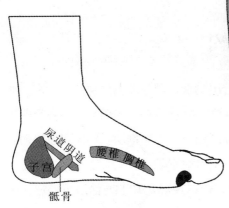

足内侧反射区

乳腺增生足内侧反射区

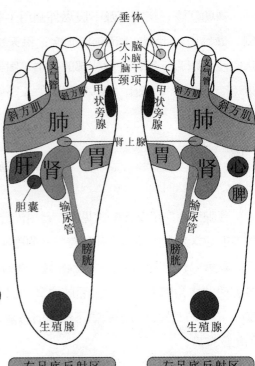

右足底反射区　　左足底反射区

乳腺增生足底反射区

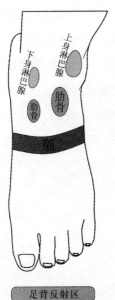

足背反射区

乳腺增生足背反射区

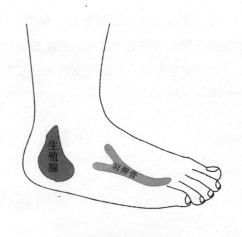

足外侧反射区

乳腺增生足外侧反射区

90

酸、食欲下降、择食或晨间出现呕吐痰涎等征，是妊娠早期的正常反应。3个月后一般就会消失，对生活和工作不会产生大的影响，也不需要特别治疗。

有些孕妇可能会出现严重的妊娠反应，出现持续性呕吐，甚至到了不能顺利进食、进水的地步，并且伴随着上腹部不适、头晕乏力等，出现此类反应，则称之为妊娠剧吐。

针对妊娠呕吐，可按摩胃、肝、肾上腺、甲状腺、肾、腹腔神经丛、输尿管、生殖腺反射区。

轻轻地按揉胃、肝、甲状腺反射区各3～5分钟，然后按摩腹腔神经丛、肾、输尿管、膀胱、肾上腺反射区各3～5分钟。

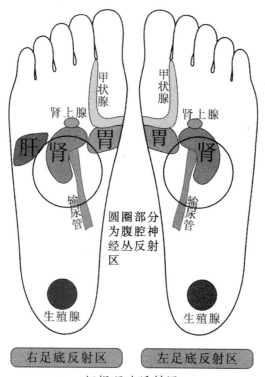

甲状腺

甲状腺

肾上腺

肾上腺

肝 肾 胃 胃 肾

输尿管

输尿管

圆圈部分为腹腔神经丛反射区

生殖腺

生殖腺

右足底反射区　左足底反射区

妊娠呕吐反射区

需要注意的是，按摩以后最好在30分钟内饮用温开水300～500毫升，心肾疾病严重者饮水不超过150毫升；按摩后，注意足部的防寒保暖，夏天按摩时切勿用电风扇直吹；避免在皮下组织少的部位施以重按，防止足部出现肿胀；坐骨神经反射区不要重按。

产后缺乳

医学上将妇女产后乳汁分泌过少或完全无乳，称为缺乳。乳汁的分泌与乳母的精神、情绪、营养状况、休息和劳动都有很大关系。任何精神上的刺激，如惊恐、惊虑、烦恼、悲伤，都容易造成乳汁分泌减少。

中医认为，乳汁由血所化生，赖气以运行，因此妇女分泌乳汁的多少，与气血有着非常密切的关系。然而，气血的产生依靠水谷精微的气化过程，若脾胃虚弱，生化不足，或肝气郁结、气机不畅、经脉运行受阻等，都极容易造成产后缺乳。

缓解产后缺乳，可以按摩上身淋巴腺、胸部淋巴腺、垂体、大脑、肾、肝、甲状旁腺、生殖腺、胸、肾上腺反射区。

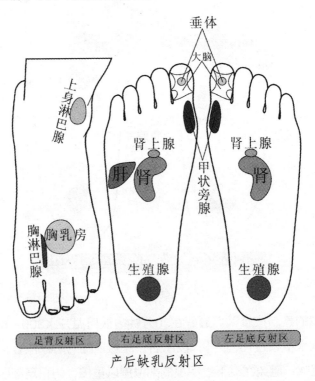

产后缺乳反射区

按摩上身淋巴腺、胸部淋巴腺、甲状旁腺、垂体、生殖腺、肾、胸反射区，按摩的时间控制在20分钟左右；推按肝、肾反射区，时间控制在8分钟左右；大脑反射区可按揉5分钟。每天进行足底按摩两次，7日为1个疗程，手法要轻柔和缓。

辅助疗法：女性产后，乳汁缺少，进行足底按摩后，再轻柔地对乳房进行按摩，每次持续20分钟，一日两次。先洗净双手，左右手分开，然后轻缓交替地从乳房根部到乳头进行按摩，然后将乳头向上提拉；之后以一只手按住乳房，用另一只手捏住乳头，轻缓地进行按揉；最后对乳房进行轻缓全面的按摩。每次持续按摩20分钟，每日按揉3次。另外，还需注意，产后最宜将心情放松，增加饮食营养，饮食有节。

子宫脱垂

子宫脱垂主要是因为盆腔中的结缔组织松弛，导致子宫从正常位置下垂到阴道中，甚至会出现子宫全部脱垂到阴道口外的现象，临床上将阴道内脱出块状物，同时出现坠感，腰部骶骨酸痛等作为其发病特征，发病的年龄通常在40~70岁，农村女性发病率更高。

子宫脱垂多是由于多产，多发生于产后，和分娩有直接的关系。因为分娩会导致子宫支持组织和提肛损伤，产后如果从事重体力劳动，如长时间站立、蹲体位者，或者是患有慢性咳嗽、腹泻、便秘等容易加重腹部压力的疾病，都很容易导致子宫脱垂。

在中医看来，出现子宫脱垂现象主要是由于分娩之时用力过大，或产后过早劳作，劳倦伤脾，气虚下陷，进而出现收摄无权；也可能因为分娩的时候处理不当，胞络受损；也可能因为产育过多，房室所伤，肾气亏虚，冲任不固；也可能是身体虚弱，年老体衰，便秘努责，失于固摄导致的。所以，中医提倡通过补气来提升子宫，温阳益肾，益气固脱。

针对子宫脱垂可按摩肾、生殖腺、阴道、子宫反射区。找到双足的子宫反射区、阴道反射区，用拇指将其固定，食指弯曲呈镰刀状，用内侧缘对这两处区域按压3~4分钟，也可以用拇指指腹对其进行按压。然后分别按摩肾反射区和生殖反射区3～5分钟，按摩足心3分钟左右即可。

　　需要注意的是，按摩的方法适合轻度子宫脱垂病人，如果已经是中度或重度子宫脱垂患者，按摩效果并不显著，应当以药物或手术治疗为主，按摩治疗为辅。另外，子宫脱垂患者尽量不要呈蹲姿，可以佩戴子宫托；多进行体育锻炼，增强体质。

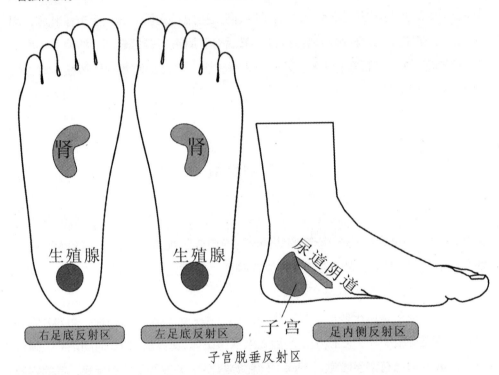

子宫脱垂反射区

月经不调

　　月经不调泛指各种原因引起的月经改变，包括月经周期、经量的异常变化，或伴随有腹痛等其他症状。月经不调是女性较为常见的一种症状。

　　引起月经不调的原因可分为两类。一是神经内分泌功能失调引起，如甲状腺、肾上腺皮质功能异常、糖尿病等；一是器质性病变或药物等引起，包括生殖器官局部的炎症、肿瘤及发育异常、营养不良、肝脏疾患、血液疾患、颅内疾患等。

中医认为，月经周期的变异与脏腑气血的功能紊乱有关，经量的多少与气血的虚实有关。

针对月经不调，可按摩输尿管、膀胱、肾、肾上腺、垂体、腹腔神经丛、腰椎、骶骨、甲状腺、生殖腺、子宫等反射区。

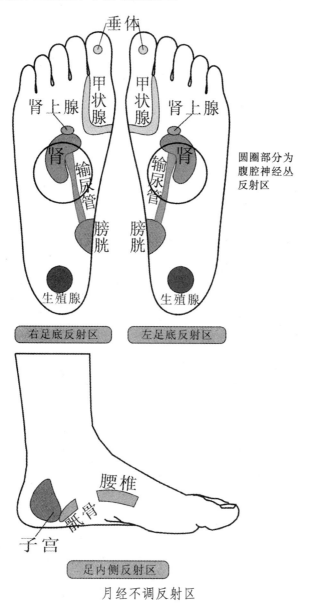

月经不调反射区

95

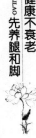
按摩肾、肾上腺、输尿管、膀胱、腹腔神经丛、腰椎、骶骨等反射区各2分钟，力度以有胀痛感为最佳；按摩垂体、甲状腺、生殖腺、子宫反射区各3分钟，力度不宜过大，稍有胀痛感即可。在行经前7～10日对足部进行按摩，每日按摩2次，10天为一疗程；行经期不按摩，避免增加经量。

辅助疗法：烟灼疗法灼三阴交穴5分钟，每日一到两次。推两足后跟和推擦双足心10～25分钟，每日一到两次。

此外，还应注意，保持经期卫生；生活作息有规律；忌生冷油腻食物，最好以清淡为宜；调摄精神，保持精神的愉快。

痛经

痛经，或称为经期疼痛，是妇科病患者最常见的症状之一。许多妇女在经期有轻度不适，不过痛经是指经期的疼痛影响了正常的活动并且需要药物治疗。痛经常为绞痛并伴有下背部痛、恶心、呕吐、头痛或腹泻。痛经分原发性和继发性痛经。原发性痛经，也称功能性痛经，无器质性病变；继发性痛经则指生殖器官有明显病变者，如子宫内膜异位症、子宫肌瘤、盆腔炎等。器质性病变引发的痛经需先治疗原发性疾病。

中医认为，痛经的主因是忧思悲怒，情志不遂，瘀血阻滞，肝郁气滞引起。起居不调，经期感受风寒湿冷，或恣食生冷、冲任二脉气血运行不畅也可引发痛经。身体阳虚，阳虚寒生，行经时气血凝涩也极容易造成痛经。

针对痛经，可按摩生殖腺、子宫、垂体、肾、下腹部反射区。先用拇指指腹按摩生殖腺反射区5分钟，然后用拇指指腹对子宫反射区按揉5分钟，然后可用拇指顶端按揉垂体反射区3分钟，用食指中间关节按揉肾反射区和下腹部反射区各5分钟左右。每日按摩2次，7日为1个疗程，月经期间不宜进行按摩。

另外，注意不要盲目使用止疼药。疼痛剧烈患者，如见肢冷、汗出、面色青紫等，应该立即到医院就诊。

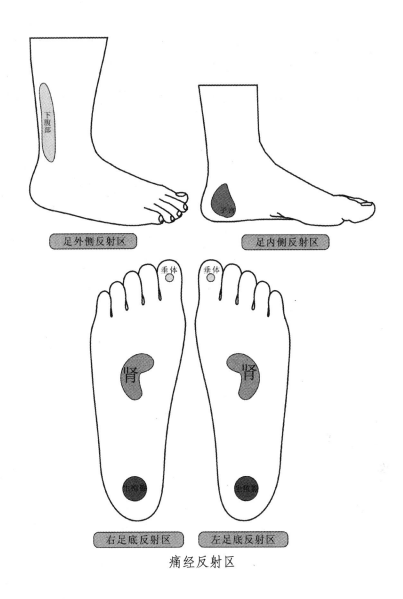

足外侧反射区　　　　足内侧反射区

右足底反射区　　　左足底反射区

痛经反射区

更年期综合征

　　更年期综合征指更年期妇女因卵巢功能衰退，引起内分泌失调和植物神经功

能紊乱的症状，是一种常见的妇科疾病，多见于45岁以上的女性，常可出现潮

热出汗、心悸、抑郁、易激动、失眠、腰酸、背部有蚁行感等。年轻女性因病将卵巢切除或放射线治疗后，也可能会产生类似症状。

中医认为，更年期综合征系肾气渐衰、冲任亏虚、精血不足、脏腑功能失调、阴阳偏盛或偏衰所致。通过足部按摩，可以有效缓解这些症状。

针对更年期综合征，可按摩大脑、垂体、颈项、腹腔神经丛、甲状腺、肾上腺、肾、胰、生殖腺等足底反射区，腰椎、胸椎等足内侧反射区，足外侧反射区中的卵巢反射区。

大脑、甲状腺、腹腔神经丛以单食指扣拳法各推压3~5分钟；垂体、生殖腺反射区以握足扣指法各按揉3~5分钟；肾上腺、肾、胰反射区以单食指扣拳法各按揉3~5分钟；腰椎、胸椎以捏指推法依次推压3分钟；卵巢反射区以单食指刮压法刮压3~5分钟。

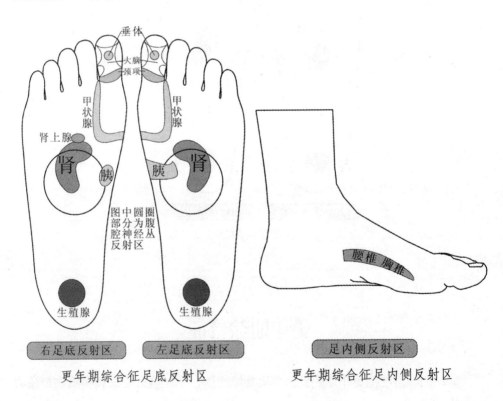

更年期综合征足底反射区　　　　　更年期综合征足内侧反射区

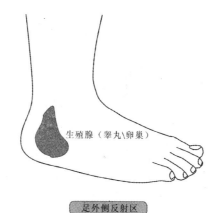

生殖腺（睾丸\卵巢）

足外侧反射区

更年期综合征足外侧反射区

前列腺炎

前列腺炎是男性常见病。前列腺炎主要分为急性前列腺炎和慢性前列腺炎两种。慢性前列腺炎多伴随精囊炎，因而又称之为前列腺精囊炎。

急性前列腺炎多因劳累、着凉、骑车时间过久、性生活过度、全身或局部抵抗力降低等所致，致病菌从其他部位病灶经过血液或尿道进入前列腺中，主要的致病菌包括大肠杆菌、葡萄球菌、变形杆菌、链球菌等。

性欲过旺，很容易导致前列腺充血，下尿路会出现梗阻，会阴部受到压迫或损伤，临近的器官炎症病变会导致前列腺甚至全身抵抗力下降等，都是慢性前列腺炎的诱因。慢性前列腺炎患者通常会伴随着遗精、遗尿、阳痿、性功能减退等。

中医认为，前列腺炎和肾阴不足、相火过旺、肾亏于下、封藏失职、饮酒过度、脾胃损失等有关，临床上将其分为瘀滞、湿热、阴虚、阳虚等症。

针对前列腺炎，可分别按摩肾上腺、肝、胆、腹腔神经丛、生殖腺、肾、输尿管、甲状旁腺、膀胱反射区，每个反射区按揉时间不少于3分钟，但时间也不宜过长。

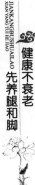

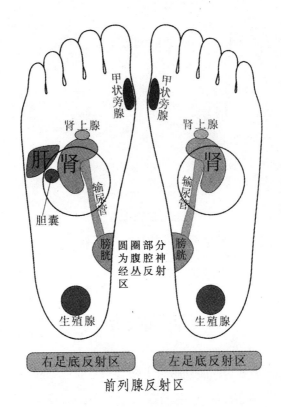

甲状旁腺　甲状旁腺
肾上腺　肾上腺
肝 肾　肾
输尿管　输尿管
胆囊
膀胱　分神射部腔反圆圈腹经丛区为　膀胱
生殖腺　生殖腺

右足底反射区　左足底反射区

前列腺反射区

　　治疗期间，最好节制房事；同时注意生殖器的清洁卫生，勤洗内裤；戒除烟酒，辛辣刺激性食物要忌食。

遗精

　　遗精又称失精，指不因性生活，每3~5天甚则1～2天发生精液自出者，称为遗精。可见于包茎、包皮过长、尿道炎、前列腺疾患等患者。中医认为，遗精多因肾虚精关不固，或心肾不交，或湿热下注所致。有遗精时，常会伴有头晕、耳鸣、神疲乏力、腰酸腿软、失眠、多梦、小便短黄、口干口苦、盗汗、烦热等症状。

　　可按摩肾、输尿管、膀胱、肾上腺、甲状腺、心、肺、大脑、垂体、生殖腺等足底部反射区，前列腺、尿道等足内侧反射区。

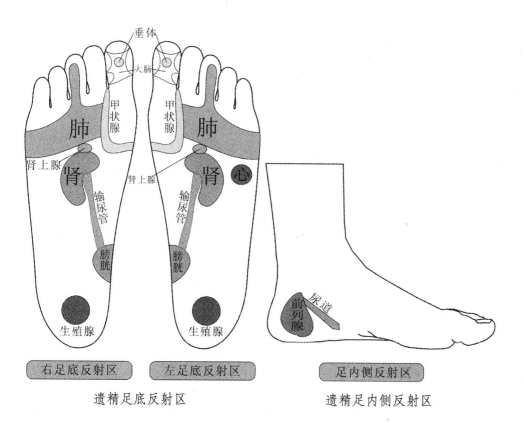

垂体

大脑

甲状腺 甲状腺

肺 肺

肾上腺 肾

肾上腺 肾 心

输尿管 输尿管

膀胱 膀胱

尿道

前列腺

生殖腺 生殖腺

右足底反射区　左足底反射区　足内侧反射区

遗精足底反射区　　　　遗精足内侧反射区

肾、心、膀胱以单食指扣拳法各按揉3～5分钟，以感觉胀痛为宜；按足趾至足跟方向以单食指扣拳法推压输尿管反射区3分钟；由足内侧向足外侧以单食指扣拳法推按肺反射区3分钟；大脑、垂体、肾上腺、生殖腺、前列腺、尿道以单食指扣拳法按揉3～5分钟；由足跟向足趾方向以单食指扣拳法推按甲状腺反射区2分钟。

辅助疗法：将清水加热至50～60℃，倒入木桶或瓷盆内，然后将双脚泡入热水中，每次8～10分钟，每晚睡前一次。临睡前，将双手掌互擦生热，然后以左手掌擦右足心，再以右手掌擦左足心，最后再擦背部的肾俞穴，再侧身屈腿而眠，可以起到固精的作用。

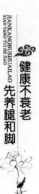

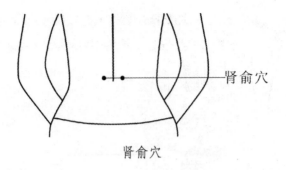

肾俞穴

肾俞穴

阳痿

阳痿也称"阳事不举"，是一种常见的男子性功能障碍性疾病，表现为男性在有性欲的情况下，阴茎不能勃起或能勃起但不够坚硬，不能进行性交活动，同时伴有精神不振、头晕目眩、面色苍白、腰酸腿软、畏寒肢冷、阴囊多汗、小便黄赤等症。

引起阳痿的原因很多，除少数生殖系统的器质性病变引起外，大多数是心理性和体质性的。50岁以上的男子出现阳痿，多数是生理性的退行性变化。

可进行按摩的部位包括肾、脾、输尿管、膀胱、垂体、甲状腺、肾上腺、生殖腺等足底部反射区，上身淋巴腺、下身淋巴腺、腹股沟等足背部反射区，前列腺、尿道、骶椎、腰椎等足内侧反射区。

前列腺反射区以单食指刮压法刮压3~5分钟；肾、脾、肾上腺反射区以单食指扣拳法各按揉3~5分钟；生殖腺反射区以握足扣指法或单食指扣拳法按揉3~5分钟；上、下身淋巴腺以双拇指捏指法按揉3~5分钟；垂体、尿道、甲状腺、输尿管、膀胱反射区以单食指扣拳法各按揉3~5分钟；腰椎、骶椎反射区以捏指法各推压3分钟。

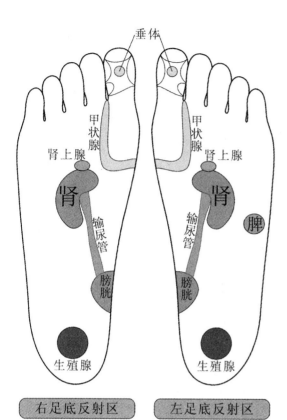

垂体

甲状腺

甲状腺

肾上腺

肾上腺

肾

肾

脾

输尿管

输尿管

膀胱

膀胱

生殖腺

生殖腺

右足底反射区　　左足底反射区

阳痿足底反射区

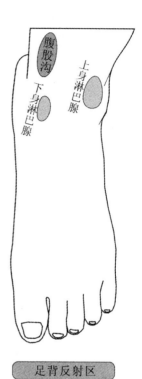

腹股沟

上身淋巴腺

下身淋巴腺

足背反射区

阳痿足背反射区

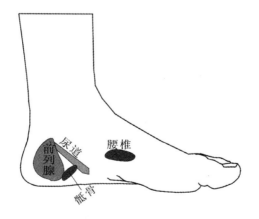

尿道

腰椎

前列腺

骶骨

足内侧反射区

阳痿足内侧反射区

第六章
美丽秘诀在腿脚，
足底按摩美容法

远离痤疮

痤疮，也称青年痤疮、粉刺，为青春发育期毛囊皮脂腺慢性炎症性疾病。人体发育成熟之后，皮脂腺在性激素的影响下分泌量会大大增加，伴随着毛囊口上皮增生和过度角化，导致排泄不畅，毛囊和毛囊口被阻滞，形成粉刺。

通常情况下，痤疮出现在青少年身上，男性多于女性，多出现在面部，尤其是前额、脸颊、颏骨部位，其次是胸背上部、肩部等皮脂腺比较发达的部位，呈对称性分布。

针对痤疮，可按摩肾、膀胱、输尿管、升结肠、横结肠、胃、肾上腺、生殖腺反射区。

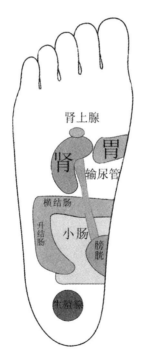

右足底反射区

远离痤疮反射区

肾反射区、膀胱反射区用点按法点按各反射区2～3分钟；输尿管反射区从足趾向足跟方向推按输尿管反射区2～3分钟；用点按法对肺反射区点按2～3分钟；用点按法从足跟向足趾对升结肠反射区以及横结肠反射区持续2分钟左右即可，然后从足趾方向向足跟方向推按降结肠反射区2分钟，从足外侧向足内侧推按结肠反射区、乙状结肠反射区、直肠反射区各2分钟；以点按法对胃、垂体、肾上腺、生殖腺、前列腺反射区按摩2分钟。每天按上述方法按摩2次，每7天为一个疗程，按揉的力度要适中，应以局部出现酸、麻、痛感为宜。

另外，还应注意，保持面部的洁净卫生。少吃或不吃油腻食物、高糖食物、油炸食品、辛辣食品，多吃水果和蔬菜。

祛除黄褐斑

脚为人体百脉汇聚的地方，具有联络脏腑、运行气血、连接内外、贯穿上下等功能。并且，脚和人体的血液循环有着非常密切的联系，当足部温度过低时，血液循环的速度也会降下来；反之，足部温度升高的时候，血液循环的速度也会加快。

出现黄褐斑的主要原因就是面部色素的沉积和内分泌失调，而泡脚的过程可以加快血液的流动速度和血液流量，这样不但可以改善人体微循环，还可加快人体新陈代谢，调节人体经络和气血，滋润肌肤，在一定程度上淡化色斑。

那么，怎样泡脚才能达到最佳的去除黄褐斑的效果呢？首先，泡脚所用的水的温度要保持在38～42℃之间，不能超过45℃，否则可能适得其反。其次，要用保温性好并且安全的泡脚盆，而且泡脚盆的高度要超过脚踝处。第三，最佳的泡脚时间就是晚上睡觉以前，最好能泡半个小时以上，或者根据自己的情况来决定泡脚时间。第四，泡脚的过程中，可以用手轻轻按摩脚部，这样做不但可以清洁皮肤，还能够促进新陈代谢，调节内分泌，进而达到养生美肌的目的。

告别酒糟鼻

　　酒糟鼻是一种出现在面中部的慢性炎症性疾病，常见于30~50岁的中年女性，但是严重病例多出现在男性身上。酒糟鼻表现为鼻部发红，鼻头上起红斑、丘疹、脓疱，鼻部毛细血管扩张。酒糟鼻通常呈现出玫瑰红色，并且形状和痤疮相似，所以也称玫瑰痤疮。酒糟鼻的持续时间如果比较长，还会生出鼻赘。有些女性想通过化妆品、药膏等消除酒糟鼻，不但没将酒糟鼻治好，还出现了过敏现象。其实，酒糟鼻可以通过足底按摩来缓解。

　　针对酒糟鼻，可按摩脑垂体、鼻、肺及支气管、肾上腺、肾、输尿管、膀胱、盲肠、回盲瓣、升结肠、横结肠、降结肠、乙状结肠及直肠、小肠、肛门、生殖腺等足底反射区。

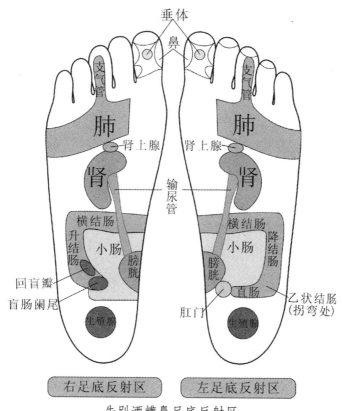

告别酒糟鼻足底反射区

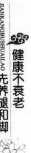

足底部反射区可用拇指指端点按法、食指指间关节点按法、拇指推拿法、按法、食指关节刮法、拳刮法、擦法、拳面叩击法。

足部的按摩方法简单便捷，但是每个人体质不同，使用这些按摩方法后不一定都有效果，情况严重时，尤其是形成鼻赘的患者要到医院就诊。

排毒养颜

腿浴是个发汗的过程，具有排毒的功效。研究发现，汗液不仅仅是汗水这么简单，其中还含有一定量的毒素，如钠离子、尿素、肌酐、药物毒素、药物代谢产物等。

腿浴的发汗和太阳照射后、桑拿熏蒸后都不同，它能够加速腿部的血液循环，带着温度的血液上升到身体的腰部之后，就会将血液中的毒素和部分水分通过汗腺分泌到身体的表面，由此也能看出，腿浴的发汗排毒功效更强。

做腿浴时，可放入具有活血祛瘀、止血敛痰、消肿止痛功效的药材。介绍一个排毒养颜方剂：益母草、白芍、白芷、刘寄奴、桂枝、生大黄各30克一同入锅中煎汁，倒入干净的桶中，加入适量温度适宜的热水，将双腿放入桶中浸泡20~30分钟即可，水温下降时可续添热水。

腿浴后可进行穴位按摩帮助排毒。按摩三阴交、下巨虚、隐白这三个穴位能起到排毒养颜的功效，每次按揉5分钟左右即可。

三阴交是足太阴脾经穴。位于小腿内侧，足内踝尖上3寸，胫骨内侧缘后方处。坚持每天按揉此穴，可以保健肝、脾、肾。

下巨虚是足阳明胃经穴。位于小腿前外侧，犊鼻下9寸，距胫骨前缘一横指处。坚持每天按揉此穴具有调肠胃，通经络，安神志之功。

隐白是足太阴脾经穴。位于足大趾末节内侧，距趾甲角0.1寸。隐，即隐秘、隐藏的意思；白，肺之色也，气也。穴内气血是脾经内经脉外传之气，因为气是蒸发外出之物，不宜被人觉察，是隐秘之象，所以称为隐白。按揉这个穴位具有调经统血，健脾回阳等作用。

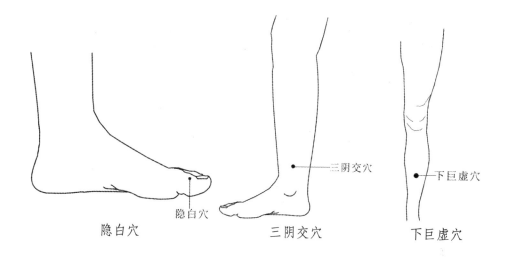

隐白穴   三阴交穴   下巨虚穴

瘦身秘诀

　　足底有各个脏器的反射区，按摩的过程中刺激这些反射区有助于内脏的排毒过程，同时还可促进血液循环，进而到达燃烧脂肪的目的。

　　每天晚上临睡前握拳敲打脚底，能够消除一天的疲劳，还可以促进全身的血液循环，增强内脏的排毒功能和体内血管的排泄功能，迅速燃烧脂肪。以脚掌为中心点，有节奏地进行敲打，敲打至稍微出现疼痛感为宜，每只脚敲打100次左右即可，共用时2分钟左右。

　　全身的血液循环不畅，很容易导致内脏功能失调和内分泌失调，身体内的毒素不能及时被排除，新陈代谢的速度太慢，就会导致脂肪堆积，进而出现肥胖。简单地对脚的局部进行刺激能够促进血液循环，加速新陈代谢。仰卧到床上或者地板上，先让双脚在空中来回摇晃，之后如同骑自行车那样旋转双脚，坚持走2分钟，促进血液循环，加速脂肪燃烧，并且可以改善睡眠。

　　赤脚行走能够锻炼掌心，掌心为保持按摩平衡的重要部位，行走的过程中尽

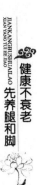
可能地让掌心受到刺激，可以尝试光脚在卵石路上行走，或者是光着脚在带圆润突起的席垫上行走。让五趾分离的运动也是赤脚行走的优点之一，可以减肥，同时强健身体，在家里要尽可能地让双脚从鞋袜中解脱出来，赤着脚行走。每天坚持2分钟即可。

保养秀发

常见的脱发主要分为斑秃、脂溢性脱发、早秃三种，其中斑秃可能和神经、头皮部免疫功能失调等因素有关，脂溢性脱发和早秃可能和内分泌有关。中医认为"发乃血之余"，所以在治疗上，要将补气养血、荣筋生发放在首位。对足底进行按摩就有一定的治疗脱发的功效。

针对脱发，可按摩前额、垂体、甲状腺、肾上腺、肾脏、输尿管、膀胱、卵巢等反射区。手法要轻缓柔和，按摩的时间应保持在15～20分钟。

此外，还应注意修身养性，每天保持舒畅的心情，不要过分紧张、焦虑，情绪波动不宜太大。多数发病者会伴着神经衰弱、失眠、思虑过度、情绪波动大等，要避免过度劳累，早睡早起，适当地进行一些锻炼，生活上要有规律，性生活应有节制。饮食上，应当限制多糖、多脂肪、辛辣刺激性饮食的摄入，少饮或不饮酒、咖啡，多吃一些蔬菜和水果，保持消化道的通畅。保持头部的清洁，每周用硫磺香皂或者硫磺发乳洗一次头发，注意要用温水，这样可以适当地除去油脂，降低对毛根的压迫作用，同时减少脱发现象，促进头发生长。但是要注意，洗头的好处虽然很多，但不能洗得太勤，这样很容易刺激皮脂腺分泌，容易加重症状。

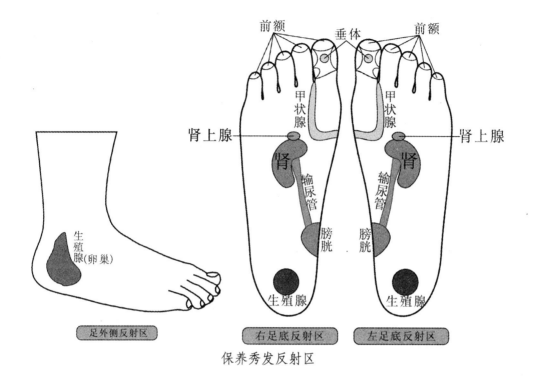

保养秀发反射区

告别白发

　　头发部分或全部变白的症状称为白发症。白发症主要是由黑素细胞、黑素体减少或酪氨酸酶活性降低导致的。白发还可能是某些疾病的症状，比如早老症、白癜风、恶性贫血、甲状腺功能亢进等均可能导致白发。

　　中医认为，先天性白发主要是因为气血不足、精血虚亏。精亏，化生阴血就会成问题，而血虚会导致毛发失去营养、变白。情志失调者、所愿不遂者、烦恼焦虑者、忧思恐惧者会出现气机紊乱、气血悖逆、毛发失养等症，进而导致毛发过早变白。食用辛辣炙烤，七情化火或是素禀血热内蕴，都会使得血液化燥，水不涵木，肝旺血燥，毛发就会失去应有的濡养，进而变白。

　　针对白发，可按摩大脑、腹腔神经丛、生殖腺反射区。先用拇指指腹顺时针按摩大脑反射区5～7分钟；然后再用拇指指腹沿着顺时针的方向按摩腹腔神经丛

111

反射区5～7分钟；最后用拇指指腹沿着顺时针方向按摩生殖腺反射区5～7分钟。每天按摩2次，每10天为1疗程。按摩时的力度要适中，直到出现酸胀感为宜。

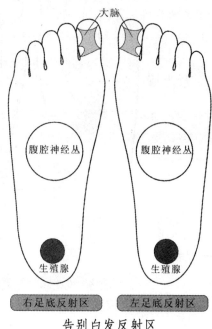

大脑

腹腔神经丛　　腹腔神经丛

生殖腺　　生殖腺

右足底反射区　　左足底反射区

告别白发反射区

延缓衰老靠"三穴"

几乎对于所有的女性来说，"更年期"都是个让人胆怯的字眼，那么如何才能顺利度过更年期，延缓衰老呢？可以经常按摩三阴交、涌泉穴、太溪穴。

三阴交穴（图见P109）位于小腿内侧，脚踝骨最高点向上三寸处。三阴交穴具有汇集足部三条阴经中气血物质，能够为脾经提供湿热气，为肝经提供水湿气，为肾经提供寒冷气的功效。按摩三阴交穴能够紧致脸部肌肉，防止脸部下垂，调节月经，祛斑，祛皱，祛痘，保养子宫和卵巢。找到三阴交穴位置之后，用拇指指腹搓揉三阴交穴，力度要适宜，等到穴位位置出现热感时继续搓揉1分钟左右即可。

涌泉穴（图见P6）位于足底，足前部凹陷处第2、3趾趾缝纹头端和足跟连线三分之一的地方，是全身腧穴的最下方，也是肾经首穴，屈趾时，在脚底处有一凹陷处即为涌泉穴。它是补肾固元的"长寿穴"。《黄帝内经》中这样描述涌泉穴："肾出于涌泉，涌泉者足心也。"经常按摩这个穴位，能够充分将肾中的经气激发出来，进而调和肾脏气血，调整、改善肾脏功能及活动，保持肾精的充足，耳聪而目明，精力充沛，行走的时候浑身有力。将拇指或食指指端放到足心的涌泉穴上，来回按揉，每天揉100次即可。

太溪穴（图见P14）位于足内侧，内踝后方和脚跟骨筋腱间凹陷处，即内踝和跟腱间的凹陷处。太溪穴被誉为汇聚肾经元气的"长江"，古人称太溪穴是"回阳九穴之一"，认为它可以回阳救逆。找准太溪穴位置，然后用拇指指腹慢慢按揉，逐渐加大按揉力度，每次按摩5分钟即可，坚持每天按摩。

第七章
腿足SPA，
缓解身心压力

头痛

　　头痛是一种常见病症，其发作与很多因素有关，如外感风寒，湿气太重等。头痛的区域很广泛，整个头部或是头部的前后左右都可能产生痛感。足部按摩可以有效缓解头痛。

　　针对头痛，可按摩额窦、脑垂体、颈项、甲状腺、肝等足底反射区，颈椎、胸椎、腰椎等足内侧反射区，生殖腺等足外侧反射区，上身淋巴结、上颌、下身淋巴结、下颌等足背反射区。

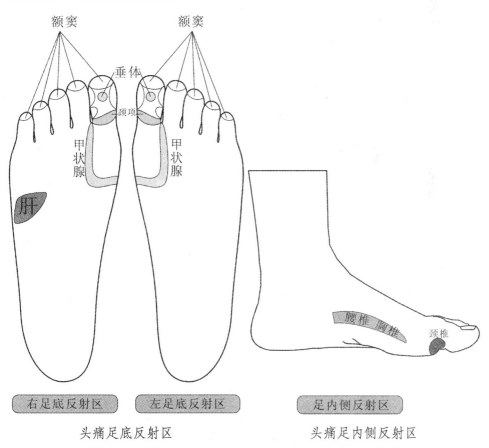

头痛足底反射区　　　　　　　　头痛足内侧反射区

115

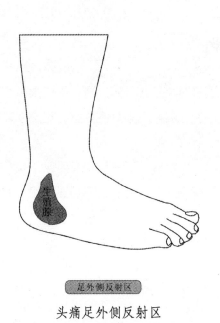

头痛足外侧反射区

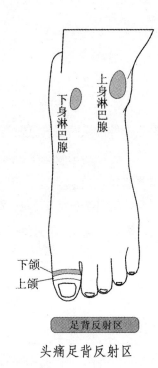

头痛足背反射区

足底反射区可以用拇指指端点法，也可以用食指指关节点法、拳面叩击法；足内侧反射区可以用食指外侧缘刮法或是拇指推法；足外侧反射区可以用食指外侧缘刮法或按法；足背部反射区用拇指指端点法。

记忆力下降

记忆力下降是由于脑力衰弱，引起记忆力的减退，遇到事情容易遗忘的疾患，中医称之为"喜忘"或"善忘"。常因思虑过多，用脑过度，伤及心脾，致使阴血不足，不能上奉营养于大脑。

记忆力下降的人，经常会感到精神恍惚、周身乏力、睡眠欠佳、食欲减退，休息后病情有所好转。若能结合足部按摩，对于记忆力的恢复有一定的疗效。

针对记忆力下降，可按摩大脑、小脑、甲状腺、肾上腺、垂体、脾、肾、心等足底部反射区。大脑、小脑、甲状腺反射区以单食指扣拳法各按压3～5分钟；垂体反射区以握足叩指法按揉3分钟；肾上腺、垂体、脾、肾、心反射区以单食指扣拳法各按揉3分钟。

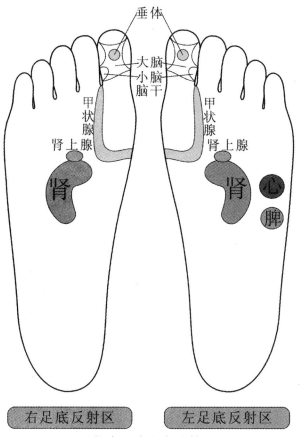

记忆力下降足底反射区

辅助疗法：取酸枣仁18克，干草、茯苓、川芎各6克，知母12克。将上述中药加水2500毫升大火煮沸，然后再改小火煮20分钟，随即倒入盆内，待稍温和后将双足浸泡其中，每天1～2次。可以提神醒脑，养心安神，提高记忆力。

神经衰弱

神经衰弱是指患者精神长期过度紧张，导致大脑兴奋和抑制功能失调，属神经官能症的一种类型。这种病症状主要分为两大类：一种是兴奋占优势的症状，主要表现为头痛、头晕、耳鸣、情绪不稳定、心慌、气短、多汗、失眠、多梦、容易惊醒等；另一种是抑制占优势的症状，主要表现为记忆力衰退、注意力不集中、反应迟钝、精神萎靡、乏力、性功能衰退等。这两大类症状经常同时存在，发病初期常兴奋占优势，之后抑制占优势。

神经衰弱者，通常可以选择自我按摩的方法来治疗，这种治疗方法的主要原理是通过按摩来反射性地影响神经中枢功能，使神经中枢兴奋和抑制逐渐恢复平衡，头晕、失眠、多梦等症状逐步得到改善。按摩的过程中还可疏通经络、活血化瘀、通利关节，减轻肢体疼痛，消除神经衰弱的某些发病因素。此外，足部有一些可以镇静、安眠的穴位或反射区，按摩这些穴位有镇静催眠之效，具体有揉膝和搓脚掌两种方法。

揉膝时，取坐位，将两手按在两膝的膑骨上，从外向内揉动30次之后，再由内向外揉动30次。揉动的时候，力度要轻些，直到膝部感觉到舒服即可。搓脚掌时，取坐位，左手握住左踝关节，用右手来回搓左脚掌30次，再用右手握住右踝关节，用左手搓右足掌30次。

焦虑症

焦虑症属于一种神经症状，以原因不明、无固定对象的焦虑、紧张不安为主要表现，可以呈持续性，也可以呈发作性，而且常常会伴有注意力不集中、容易动怒等表现，严重者有心悸、出汗、躯体不适等症状。

现代人生活压力较大，长期处于疲劳、紧张的状态中，容易导致肠胃机能衰弱和各种神经官能症，令人变得焦虑、缺乏耐性，人际关系与工作都无法顺利开展，并形成恶性循环。处于这种状态之中，要学会放松自己，保持乐观的情绪。另外，借助足部按摩治疗，也是一种很有效的方法。

针对焦虑症，可按摩肾、输尿管、膀胱、胰、心、胃、肝、脾、十二指肠、大脑、腹腔神经丛、额窦等足底部反射区。

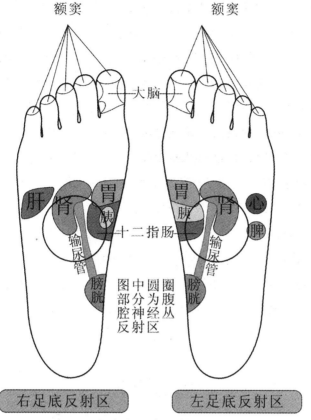

额窦　　　　　　额窦

大脑

肝肾　胃　　胃　肾　心

胰　　胰　　脾

十二指肠

输尿管　　　　输尿管

膀胱　　　　　膀胱

图部圈腹丛
中分为神经区
圆腔射
反

右足底反射区　　　左足底反射区

焦虑症足底反射区

从肾反射区经输尿管以单食指扣拳法推按至膀胱等反射区5～10分钟；从胃反射区经十二指肠反射区以单食指扣拳法推按至胰反射区5～10分钟；额窦反射区以拇指、中指各捏揉3～5分钟；大脑、心反射区以单食指扣拳法各按揉2分钟。

心烦失眠

随着生活压力的逐渐增大，越来越多的人出现心烦失眠的症状。腿、足疗是较其他疗法更安全的一种中医疗法，可以通过反射性对中枢神经产生影响，进而保持自主神经功能的正常，使心烦失眠之症得到缓解。

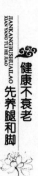

中医认为，人体的很多病症都是由郁而生。很多人出现心烦失眠是因为肝郁气滞、肝气不舒所致，因此，治疗此类心烦失眠应当从疏肝解郁、和肝理气入手，将肝郁疏通好了，做好了和肝理气工作，症状自然能够得到缓解。

在我们的腿、足部分布着很多穴位，可以针对心烦失眠的不同诱因选择不同的腿部穴位进行按摩。

阳陵泉（图见P81）：位于腓骨小头前下凹陷中，可以用拇指来按揉此穴，每次按揉1~3分钟即可。

阴陵泉（图见P81）：位于小腿内侧，胫骨内侧髁后下方凹陷处，为足太阴脾经的合穴，用拇指来按揉此穴，每次按揉1~3分钟即可。

太冲穴（图见P12）：为足阙阴肝经上的原穴，同时为理肝气的要穴，位于脚背上大母趾和第二趾结合处，足背最高点前的凹陷处。对于脾气急躁、容易发火的人来说，要重视肝经上太冲穴的按摩，坚持每天按摩该穴2分钟左右，以出现酸胀感为宜，连续按摩，病情就能够得到好转。

情绪抑郁

一些人在遇到家庭、工作、婚姻、事业等方面的困难，以及身体不佳、疾病缠身等不愉快的事情时，便会感到心气不顺、情绪低落、少言寡语、心情抑郁。

长期的抑郁是一种亚健康状态的表现，若不能及时纠正或疏导，就可能导致抑郁症及其他身心疾病。情绪抑郁是对某种不愉快事情的反应，倘若无缘无故地感到忧虑，久而久之就可能患上抑郁症。抑郁症患者是全面的情绪低落，对工作、事业、家庭、子女、生活、兴趣爱好等，均提不起兴趣，严重者甚至有轻生倾向。

抑郁症需要在医生的指导下进行治疗，而对于亚健康状态下的情绪抑郁，除了进行自我心理调节外，配合足部按摩，也会有明显的效果。

缓解抑郁情绪，可以按摩肾、输尿管、膀胱、尿道、腹腔神经丛、大脑、前额、小脑及脑干、三叉神经、甲状腺、甲状旁腺、肺、心、脾、肝、胆、胃、胰、十二指肠、小肠、盲肠、升结肠、横结肠、降结肠、乙状结肠等足底部反射区，胸部淋巴腺、胸等足背部反射区，以及太冲（图见P12）、行间（图见P10）、侠溪、解溪、阳陵泉（图见P81）等穴位。

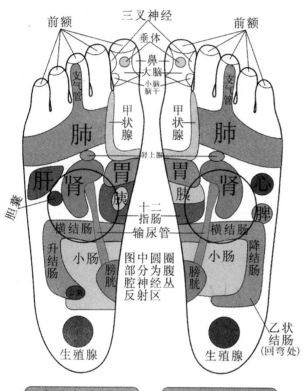

右足底反射区　　左足底反射区

情绪抑郁足底反射区

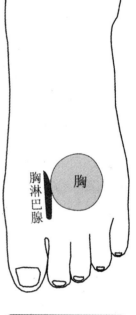

足背反射区

情绪抑郁足背反射区

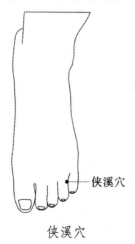

侠溪穴

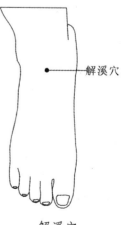

解溪穴

肾、输尿管、膀胱、尿道、腹腔神经丛以单食指叩指法按揉1～2分钟；大脑、前额以拇指关节刮压或按揉各2分钟；小脑及脑干、三叉神经以拇指关节刮压或按揉3～5分钟。肺、胃、十二指肠、小肠、盲肠、升结肠、横结肠、降结肠、乙状结肠等，以单食指叩指法分别按揉或刮压2～3分钟；心、脾以单食指叩指法分别点按2分钟；肝、胆以单食指叩指法分别按揉2分钟；胸部淋巴腺、胸反射区以拇指指腹按揉各按揉1～2分钟；太冲、行间、侠溪、解溪、阳陵泉等穴位以拇指指腹各按揉1～2分钟。

辅助疗法：取香附9克，青皮、郁金、柴胡、延胡索各6克，丹参、红泽兰各12克，川芎4克。将以上中药加入2500毫升水中，用大火煮沸，然后改小火再煮20分钟，随即倒入盆中，待水稍温后，将双足放入浸泡15～20分钟。每日1～2次。

精神压力过大

精神压力过大会引发多种健康问题，不论是长期还是短期心理压力，都会影响到人体免疫系统的活力。而且，压力大会还产生各种负面效应，如让人感到抑郁、焦虑、痛苦、悲观，自制力下降，有时甚至会突然发怒、流泪或大笑，好动的人变得懒惰，好静的人变得情绪激动。压力大还使人易与他人发生矛盾冲突，影响正常工作和生活，使人变得健忘、倦怠、工作效率降低，对问题无法做出正常决策，做出许多不负责任的轻率行为。

感到精神压力过大时，除了调节情志，放松心情外，还可以结合足部按摩，对脑力疲劳、精神紧张等，均有很好的缓解作用。

缓解压力，可以按摩肾、输尿管、膀胱、尿道、腹腔神经丛、大脑、前额、小脑及脑干、垂体、眼、耳、颈项、斜方肌、甲状腺、甲状旁腺、肺、心、脾、肝、胆、小肠、生殖腺等足底部反射区，胸部淋巴腺、上身淋巴腺、下身淋巴腺等足背部反射区，颈椎、胸椎、腰椎、骶骨、坐骨神经等足内侧反射区，肩胛骨、髋关节等足外侧反射区，以及涌泉（图见P6）、足三里（图见P82）、三阴交（图见P109）、承山（图见P87）、阳陵泉（图见P81）、昆仑（图见P15）、太溪（图见P14）等穴位。

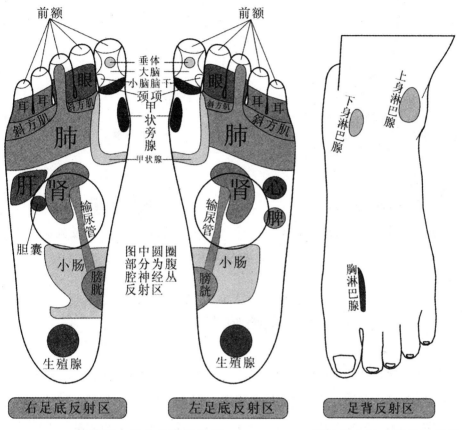

右足底反射区　　左足底反射区　　足背反射区

精神压力过大足底反射区　　　　精神压力过大足背反射区

　　肾、输尿管、膀胱、尿道、腹腔神经丛以单食指叩指法按揉1～2分钟；大脑、前额、小脑及脑干、垂体、眼、耳、颈项、甲状腺、甲状旁腺以拇指指腹各按揉2分钟；斜方肌、肺、小肠以单食指叩指法各刮压2分钟；心、脾、肝、胆以单食指叩指法各刮压2分钟；生殖腺以拇指指腹按揉2分钟；颈椎、胸椎、腰椎、骶骨以拇指指腹推压2～3分钟；胸部淋巴腺、上身淋巴腺、下身淋巴腺以单食指叩指法分别按揉1～2分钟；涌泉、足三里、三阴交、承山、阳陵泉、昆仑、太溪等穴位以拇指各点按1～2分钟。

第七章　腿足SPA，缓解身心压力

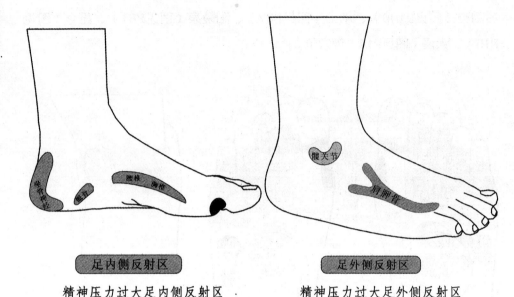

足内侧反射区 足外侧反射区

精神压力过大足内侧反射区 · 精神压力过大足外侧反射区

慢性疲劳

不少人常有这样的感觉，身体虽没什么毛病，但就是没精神，注意力也集中不起来，工作缺乏激情，常常感到疲惫不堪、无精打采、烦躁易怒、腰酸背痛、头晕眼花、失眠、嗜睡、神经衰弱、全身乏力、神志恍惚、食欲不振，去医院检查也查不出什么疾病。

实际上，这种状态就是处于疾病前期的亚健康状态，被称为慢性疲劳综合症，即介于正常生理状态与疾病状态的第三态。要缓解这种身心疲劳，除了要经常放松心情，缓解压力外，还可以结合足疗按摩。长期坚持，对消除疲劳有比较明显的效果。

针对慢性疲劳，可以按摩肾、腹腔神经丛、输尿管、膀胱、垂体、甲状腺、甲状旁腺、颈项、三叉神经、肾上腺、脾、心、胃、胰、十二指肠、大肠、小肠、直肠等足底部反射区和尿道、脊椎等足内侧反射区。

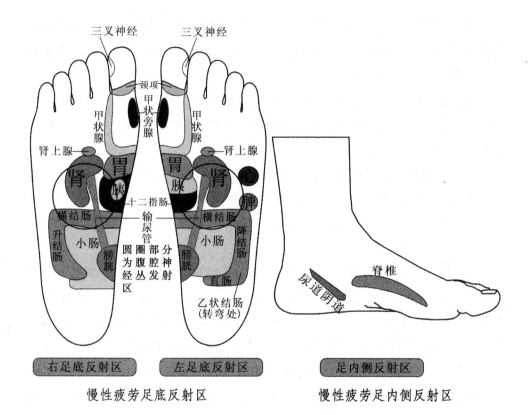

慢性疲劳足底反射区　　　　　慢性疲劳足内侧反射区

　　肾、膀胱、甲状旁腺、肾上腺、脾、心以单食指扣拳法各按揉3～5分钟；腹腔神经丛、输尿管、尿道、甲状腺、胃、胰、十二指肠、大肠、小肠、直肠以单指扣拳法各推压3～5分钟；垂体以握足叩指法按揉3～5分钟；颈项、三叉神经、脊椎以叩指法各推压3～5分钟。

　　辅助疗法：取生地10克，当归5克。将两味中药加水大火煮沸，再改小火煮20分钟，随即倒入盆内，待微温后将双足浸泡其中进行足浴，可舒缓精神，帮助精神放松。

身体困乏

　　中医认为，身体经常感到困乏主要是因气血虚、气血不足而引起的血液新陈代谢减缓，血液循环不畅，所以人体会经常感到疲乏无力。有时体虚上火、缺少运动、睡眠质量差、肝火太旺、压力过大、心情抑郁、烟酒过度等，也会使人的体力下降，抵抗力也随之下降，从而出现乏力、烦躁、躯体酸痛、注意力不集中、头痛等一系列不适症状。

要缓解身体困乏现象，平时要注重生活起居规律，科学合理安排日常工作和生活，经常锻炼身体，同时还可以配合腿足部按摩，对消除躯体困乏具有不错的效果。

针对身体困乏，可按摩大脑、小脑及脑干、颈项、肝、脾、肾、输尿管、膀胱、甲状腺、甲状旁腺等足底部反射区，足背部反射区中的上身淋巴腺、下身淋巴腺反射区，颈椎、腰椎、髋关节等足内侧反射区，肩关节、肘关节、膝关节、踝关节等足外侧反射区。

大脑、小脑及脑干、肾、输尿管、膀胱、甲状腺、甲状旁腺等以单食指扣拳法分别按揉3～5分钟；肝、脾以拇指指腹由外向内分别按揉1～3分钟；颈椎、腰椎、髋关节以拇指指腹分别推压2～3分钟；肩关节、肘关节、膝关节由内向外以拇指指腹分别推按3～5分钟，也可以用刮法；踝关节以环形推按或摇法为主。

除按摩足部反射区外，还可通过叩击足部的经穴和神经末梢，可以加强经络传感和神经的调节功能，从而缓解疲劳，提高身体免疫力。用按摩棒点叩、平叩或横叩足掌部，轻轻敲打，每分钟10～20次，每次5分钟。

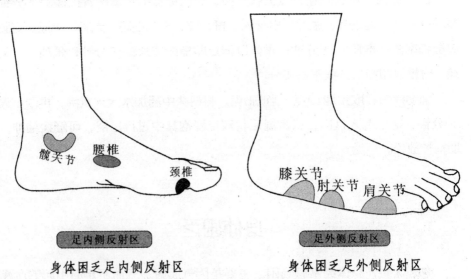

身体困乏足内侧反射区　　　　身体困乏足外侧反射区

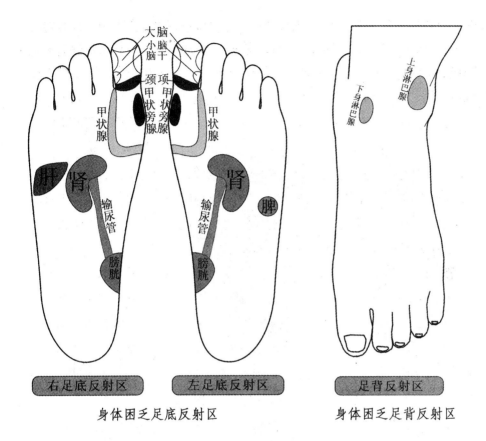

身体困乏足底反射区

足背反射区

身体困乏足背反射区

免疫力低

俗话说，"树枯根先竭，人老足先衰"。古人认为，人有鼻根、耳根、乳根、足根，而足根为其之根本。在经络学说中，双足是三阴之始，三阳之终。由于经络的传导作用，足部能够分别与手部的三阴、三阳经互相沟通，一起维护机体的气血运行，维护内脏功能的旺盛。

通过足底按摩，并配合药浴熏蒸、磁疗等方法，可以达到调节气血、平衡血压、降低血液粘稠度、增强免疫功能、改善睡眠的作用，有效改善老年人的生理功能，对抗多种疾病，从而达到健身强体的功效。

提高免疫力，可进行全足按摩，并着重加强肾、输尿管、膀胱、尿道、腹腔神经丛、大脑、小脑及脑干、垂体、眼、耳、甲状腺、甲状旁腺、肺、肾上腺、心、脾、肝、胆、胃、胰、十二指肠、小肠、盲肠、升结肠、横结肠、降结肠、乙状结肠、直肠、肛门、生殖腺、颈椎、胸椎、腰椎、骶骨、尾骨、胸部淋巴腺、胸腺及上身淋巴腺、下身淋巴腺等反射区的按摩。采取相应按摩手法按摩全身反射区，每个反射区按摩4～5次。

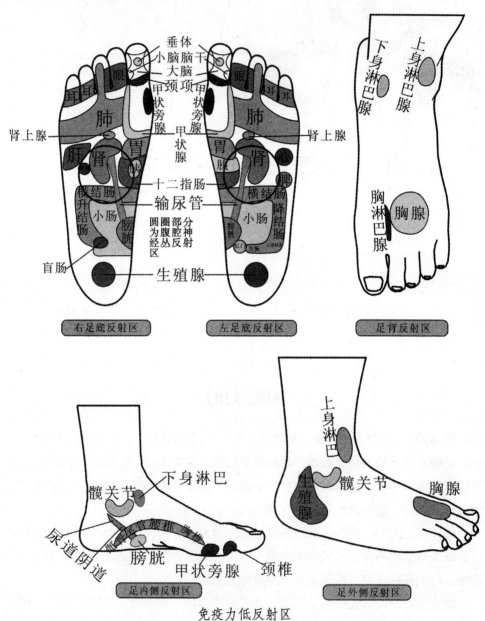

免疫力低反射区

128

第八章
生生不息，
生活中的腿脚养生智慧

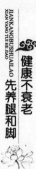

盘腿坐的益处

夏季烈日当空，老年人除了早晚出去活动筋骨，锻炼身体，还可以在家做些活动。尤其是患有关节痛的中老年人，可以选择盘腿坐。

盘腿坐可以改善腿部、踝部、髋部柔韧性，并且，盘腿坐能够拉近下肢与心脏的距离，减少或放慢下半身血液循环，但是总血液循环量并未改变，因而上半身血液循环速度会上升，增加身体的各个脏器的供血。除此之外，盘腿坐能够畅通呼吸，进而改善呼吸状况。

盘腿坐主要分为莲花盘、散盘两种。其中，散盘是比较简单的盘腿方法，直接将两脚盘在腿两旁即可，注意双腿应尽量贴在垫子上，一定要用垫子，因为腿脚部位直接着地容易受寒。除此之外，大腿应尽量贴近垫子，这样盘腿才能更稳、更舒适。莲花盘要比散盘复杂很多，所以，刚开始练习盘腿的中老年朋友还是应该从散盘开始练习。

盘腿打坐可以更好地疏通下焦和腿部的经脉，使得精气上行至脑，以精补脑。同时，身体气机都游转在上方，对身体小周天运化是非常有好处的。

夏季泡脚有讲究

谈到泡脚，很多人认为到了冬天才有泡脚的必要，其实，泡脚是一年四季都可以进行的，因为泡脚不但可以促进血液循环、调节内分泌，还可以提高人体免疫力。中医认为"春浴足，可疏肝升阳；夏浴足，可固气养心；秋浴足，可润肺健脾；冬浴足，可暖肾培元"。这正是对四季足疗的不同功效进行的全面概括。

临睡前泡泡脚，有助于预防感冒。此外，不同的季节泡脚的功效也是不同的。

夏天天气潮湿、闷热，而脾怕湿，湿气会使脾胃的运化功能受阻，进而出现胃口不佳、精神不振等现象。夏季人体内的阳气非常旺盛，用温水泡脚能够刺激经络，振奋脏腑功能，也有利于祛除暑湿，防止出现热伤风。还能够增强食欲、促进睡眠，对于先天脾胃不好的人来说是非常有益的。

足浴所用的中药汁不同，其所对应的症状也是不同的，比如头晕、头痛、失眠、感冒、风湿性关节炎、高血压、糖尿病等，应该结合自身情况选择不同中药进行煎汁，最好去请教有经验的中医开适宜的足浴中药方剂。

夏天祛除湿暑之气，可以选用藿香汁泡脚。取藿香50克放到2000毫升水中煎煮，先用大火煎煮40分钟，然后用小火继续煎煮至1000毫升，取汁，再加2000毫升水继续煎汁；将两份药汁放到同一个容器当中，浸泡双脚，以药液没过脚踝为准，浸洗的过程中可以进行足部按摩。

足浴过程中要注意，水温以40℃左右为宜，水量要没过脚踝，双脚放在水中浸泡半小时左右，可以边泡边添加热水，直到脚面皮肤呈现微红色，说明泡脚的程度刚好。每天晚上泡一次脚能够达到保健的目的，泡脚后半小时最好就寝。或可每天早晚各泡一次脚。

泡脚的好处虽然很多，但是还是要注意，每天泡脚的时间不能过长。有些特殊人群可以适当延长泡脚时间，如慢性风湿性关节炎患者等。

泡脚方法与讲究

用热水泡脚可以改善脚部血液循环，驱除体内寒气，同时促进新陈代谢，养生保健功效俱佳。临睡前用热水泡泡脚，可以起到解乏、促进睡眠的功效。其实，在泡脚用的热水中加入一些中药，还会起到意想不到的效果。

可以用艾叶泡脚。取干艾叶50～100克，清洗干净后放入锅中，加入适量清水烧沸，然后倒入适量凉水，或是等到水温降到被接受的程度就可以泡脚了。如果觉得每天煎艾叶汁比较麻烦，可以将艾叶放在沸水中浸泡20分钟左右，之后再倒入适量沸水就可以泡脚了。

用艾叶泡脚的几个方法：艾叶加姜片，将这两味药材放在一起泡脚对于伤风感冒、咳嗽、支气管炎、肺气肿、关节病、类风湿等均有一定的疗效；艾叶加红花，将这两味药材放在一起能够改善静脉伸张，同时对末梢神经炎，血液循环不畅，手脚麻木等症有一定的治疗作用；艾叶加盐泡脚，对于上焦有火，眼睛红肿、牙痛、烦躁不安、咽喉痛、上火下寒、脚腿肿胀等疾病均有一定的疗效；艾叶加花椒粒泡脚，对于脚汗、脚臭、脚气、湿疹等均有一定的疗效。

除艾叶以外，还可用醋泡脚。醋能够杀死我们脚表面上的细菌，可以在一定程度上解决脚臭的问题；用醋泡脚能够软化脚面上的角质，润泽脚面肌肤，同时增强其弹性；用醋泡脚有助于祛除风湿，同时改善畏寒怕冷的状况。

下面介绍一下泡脚过程当中的注意事项。

选好泡脚器皿。泡脚的过程中，最重要的就是"泡"，在整个泡脚的过程中，都要保证水量的充足，以及水温的适宜。要注意，泡脚的时间应当不低于30分钟，不能随便找个盆子就泡了，这样难以达到养生的目的，最多只能算得上洗脚，而不是泡脚。最好是选用比较深的木桶来泡脚，可以将整只脚连同腿放到桶中。木桶的保温效果好，也使泡脚的过程更舒适。

保证水温。无论天气多热，都不能用冷水泡脚，然而当泡脚的时间比较久时，原本适宜的水温会一点点冷却，这时如果想继续泡脚，就需要续加热水，保证水温。目前市面上有一些泡脚的木桶配备加热设备，这样一来，在泡脚的过程中就不用一直添加热水了，省去了不少麻烦，不过这种具备加热功能的木桶价格较高，而且选购时要注意保证质量，以免出现质量问题，发生漏电等危险。

控制泡脚时间。每个人的身体状况不同，因此泡脚的时间也会不同，普通人泡20分钟就会微微出汗，但是有些人即使泡很久也不出汗。如果已经泡了1个小时都还没有出汗，那么也不要再继续泡下去了，因为泡脚的时间过长对身体也不好。泡脚贵在坚持，可以循序渐进。

做过足疗的人都知道，按摩前要先泡脚，在泡脚水中还会加很多中药。其实，并不是放的中药越多，越昂贵，泡脚的效果就越好，应依个人情况而定。如果用白开水泡脚就能出汗，说明你的经络已经很畅通了，泡脚水中就没必要加中药了；如果泡脚泡了半个小时还没有出汗，可以在泡脚水中加入一些中药，加中药的目的是为了活血驱寒。

跷二郎腿的危害

生活中，很多人都有跷二郎腿的习惯，尤其是女性，认为跷二郎腿优雅、性感。但从健康的角度来说，长期跷二郎腿很可能会"跷"出一些疾病来。对于办公室白领人士来说，本来坐着的时间就比较长，再加上经常跷二郎腿坐着，危害就更大了。

跷二郎腿可能导致脊柱变形和腰背痛。从侧面的角度看上去，人体呈现出来的是个"S"形，这一生理弧度能够支撑人体骨架。长期跷二郎腿，脊椎就会变形，由"S"到"C"，使得腰椎、胸椎间的压力分布不均匀，甚至脊柱变形、腰间盘突出等，形成慢性腰背疼痛。长期跷二郎腿，颈椎病、腰肌劳损等病情都可能加重。

跷二郎腿还可能导致下肢静脉曲张。跷二郎腿时，下肢血液循环会受影响，双腿长期保持某个不正确的姿势不动，血液循环的过程就会受到阻碍，甚至会导致静脉曲张、栓塞，甚至腿部青筋暴突、溃疡、静脉炎、神经痛等。

跷二郎腿还可能诱发心脑血管病。跷二郎腿的时候，血液上行会受阻，回流到心脏、大脑中的血液量会大大减少，流速降低，进而影响大脑、心脏功能，容易诱发高血压、心脏病等。尤其对于心脑血管疾病患者来说，更应当提高警惕。糖尿病患者体内的循环功能比较差，跷二郎腿的习惯可能会使糖尿病病情加重。

除此以外，女性跷二郎腿可能引起妇科疾病，男性跷二郎腿则对前列腺不利。女性长期跷二郎腿，易导致盆腔中气血不畅，经常痛经的女性长期跷二郎腿就会加重痛经。男性经常跷二郎腿，前列腺正常排泄就会跟着受影响，慢性前列腺炎患者很可能会在这种情况下加重病情。

生命在于运动，无论做何种工作都应该多活动，不宜长期维持同一个姿势，而跷二郎腿更是有害无益，建议改掉这个习惯，保持正确的坐姿。

腿足保健动作

腿足部有很多关联身体多个部位的重要穴位，其保健工作非常重要。下面介绍几个简便易行的腿部保健动作。

甩腿：一手扶墙，向前甩动小腿，脚尖用力上翘，之后向后甩动，脚尖用力向后伸展，脚面要绷直，腿也要伸直，双腿轮番进行甩动，每次每条腿甩动100下左右。经常甩腿能够防治半身不遂、下肢萎缩、小腿抽筋等。

捋腿：用双手紧紧握住一侧大腿，由大腿的腿根开始向下进行按摩，直到按至足踝，慢慢地再从足踝处向上按摩，直按到大腿根处。另一条腿也用上述方法进行按摩，反复按摩10～20遍即可。这种按摩方法对于关节的灵活、腿部肌肉力量的增加等均有好处，同时能够预防小腿静脉曲张、下肢水肿、肌肉萎缩等。

揉腿肚：用双手手掌扶住小腿，进行旋转式揉动，每次每条腿揉动20～30次。通过这种方法进行按摩，能够充分疏通血脉，同时增强腿部力量，防止腿脚酸痛、乏力。

转膝：双脚靠拢，膝盖微微弯曲，向下呈蹲式，双手放到膝盖上，先沿着顺时针的方向转动，然后沿着逆时针的方向转动。这种方法能够畅通血脉，对于下肢乏力、膝关节疼痛等症均有很好的治疗功效。

搓脚：双手掌心互相搓揉，用搓热的左手掌心搓右脚脚心，用搓热的右手手心搓左脚脚心，两边各搓100次。这种方法能够滋肾降火、舒肝明目，同时能够防治高血压、眩晕、耳鸣、失眠，足部萎缩酸疼、麻木浮肿等。

爬楼梯健腿足

爬楼梯也是一种对腿部和足部健康十分有益的运动，运动量大。据运动医学专家测定，一个人每爬10分钟楼梯所消耗的热量，比静坐多出10倍，比散步多出4倍，比游泳多出2.5倍，比打乒乓球多出2倍。

在爬楼梯时，两臂需要用力摆动，腰、背、颈、腿部的关节、肌肉也要不停地活动，可以增加肺活量，使血液循环加快，促进人体的能量代谢，有利于增强心肺等功能，同时也能增加腿部肌肉、关节的力量、弹性和灵活性。

据科学研究测定，人在进入中年之后，身体的新陈代谢率将以每10年6%–8%的速度递减。坚持爬楼梯可以令这一递减速度减慢，保持人体新陈代谢的旺盛。而且，在爬楼梯时，需要的能量增多，人体的基础代谢加强，能促使身体内的脂肪转化为能量。所以，爬楼梯对减肥及预防心血管病、糖尿病等，都有较为明显的作用。

爬楼梯虽然能健身强体，但也要讲求科学的方法，否则就可能事倍功半。在进行爬楼梯锻炼时，时间不宜过长，通常以10～15分钟为宜。

运动量的大小也可以心跳频率来衡量。通常情况下，身体健康的青年人和中年人，运动后的心跳频率在120～170次/分钟和100～150次/分钟为宜；身体状况较差的青年人和中年人，运动后的心跳频率在110～150次/分钟和100～130次/分钟为宜；健康的老年人，运动后心跳频率以100～130次/分钟为宜；中年以上身体欠佳者，运动后的的心跳频率以90～110次/分钟为宜。

但是，由于老年人关节变硬，骨骼变脆，韧带弹性较差，下楼梯时身体不容易保持平衡。一脚落地，一脚悬空时，老年人的呼吸、脉搏、血流都会加快，身体极容易失去重心，出现大脑缺血、缺氧现象，甚至摔倒。为防止发生意外，老年人在下楼梯时不妨斜着脚步下，即让整个身体向左或向右方斜摆15°～30°，这样下楼梯就较为安全了。

水中散步健身强体

如今，水中散步已经成为一项热门而安全有效的健身运动，年老体弱与不会游泳的人也可以参与其中。人在游泳时，身体是横向浮在水面上的，而在水中散步却是直立在水中的，因此在水中散步时身体承受的阻力更大，可以锻炼平衡能力。最重要的是，游泳的技巧性强，很多人难以掌握，且运动比较剧烈，相对于体力不太好的人来说，水中散步这项运动不但容易掌握，还更安全，并且同样能收到良好的锻炼效果。

水中散步有许多好处。首先，在水中运动时，人体可以借助水的浮力，如肩部以下全部浸泡在水中，体重便可减轻到只有在陆地的十分之一。在浮力中运动，浮力可以最大限度地减少运动者的关节在运动中承受的来自体重的压力、冲击力和摩擦力，所以既可以完成一定量的运动，又不会因为运动过度而造成关节损伤。

水中有比空气大得多的阻力，这种阻力在运动过程中所消耗的能量比在陆地行走时大两三倍，有利于在运动中强健器官和消耗身体多余的脂肪。

对于老年人来说，由于腰关节、膝关节老化，疼痛感与日俱增，而且也因为疼痛，活动量受到限制，活动减少，容易导致肥胖；而肥胖又会导致体重增加，反过来又令关节不堪重负，运动更少。这种恶性循环，通过水中运动便可以打破。

相关研究人员对水中散步的效果进行调查后指出，水中运动可以保持肌肉健康，增加耐力，消耗身体多余脂肪，预防腰背和关节疼痛。

但在运动过程中，也要注意姿势的多样性，这样才能达到目的。比如，当我们在水中习惯行走后，还应该练习跳跃、倒走，让更多肌肉得到锻炼；还可以让大腿和双臂浮出水面，做划水、蹬水、夹水、划圈等动作，活动更多肌肉群，增加运动量。

此外，还可以配合不同的动作进行，比如有腰椎病的人，可以采用双手叉腰，边运动边利用水的压力进行按摩；想要瘦腹部的人，散步时还可以注意吸气提臀，并以"大腿带动小腿"的方式迈腿。

在水中散步时也有需要注意的事项，比如初学者所需的水温应在30～32℃，谨防受凉。有心脏病、高血压的人，应在医生指导下逐渐增加运动时间及运动量。

"三—二"经络锻炼法

这一健身方法由经络学家祝总骧教授创编，是由"三"个穴位按摩、"一"个腹式呼吸和"二"条腿为主的三种方式组成的一套较为完整的经络锻炼法。

"三"是指按摩合谷、内关、足三里三个穴位。合谷穴位于第一、二掌骨之间,偏于第二掌骨桡侧的中点。这一穴位属于手阳明大肠经的要穴,此经络从手部通向头部,除手臂的疾病外,凡是头面部的病痛,如头痛、头晕、牙痛、流鼻血、咽喉痛及感冒等,按摩此穴位均有显著效果。内关穴位于腕横纹2寸处,两大筋之间,属于心包经,此经络通过胸腔肺脏直接与心脏相同,因而对心肺疾病,如冠心病、肺气肿、肺心病、哮喘病等,具有一定的治疗特效。足三里穴(图见P86)位于外膝眼下3寸,距胫骨前缘外侧一横指处。此穴属于足阳明胃经,从头部一直到足部,除了对消化系统所患疾病有独特疗效外,对五脏六腑和从头到脚的病痛,如胃痛、腹泻、便秘、头痛、中风、高血压、关节痛、泌尿生殖系统疾病等,均有良好的效果。所以,此穴也被称为"保健长寿穴"。

上述这三个穴位是从人体的354个穴位中精选出来的,是人体的要穴。每天早晚进行自我按摩两次,每次按摩5~10分钟。找准穴位,用手指或按摩棒按、压、揉,力度适当,以产生酸、麻、胀的感觉为佳。

"一"是指意守丹田的腹式呼吸。在练习时,取站、坐、卧位均可,要求全身放松,舌舔上腭,双目微闭,鼻吸口呼,且呼吸要细、长、深,每分钟呼吸5次左右;排除杂念,意守下丹田,坚持5~10分钟,然后缓缓睁开双目,双手搓面数十次。

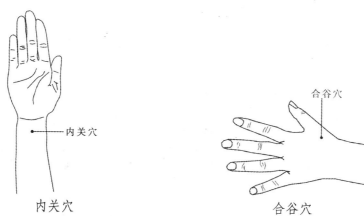

内关穴　　　　　　　　　合谷穴

"二"是指以两条腿为主的体育运动,练习时可根据自己的身体状况和兴趣爱好,任意选择慢跑、散步、倒行、跳舞、骑车等运动项目,但必须侧重加强双腿的锻炼,这就是所谓"二"的奥秘。

137

以上三种锻炼法，虽然都是锻炼经络，但方式和方法各有差异，锻炼功能也各不相同，所以，"三"、"一"、"二"三种方法互相结合，缺一不可。

另外，在练习时还要灵活进行，因人因病而异，只有找到适合自己的"三一二"，才能达到防病治病的目的。比如，高血压患者要加长做腹式呼吸的时间和深度，以提高肾阴，降低肝阳；冠心病患者就要着重内关穴的按摩；糖尿病患者则应着重腹式呼吸和体育活动并举，以激发脾胃经络，让全身肌肉及肝脏充分利用身体内的血糖等。

总之，每天自觉地进行这三种不同方式的锻炼，有计划、有目的地激发身体的经络系统，就可以达到强身健体、防病治病、延缓衰老的作用。

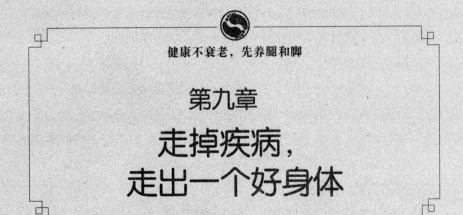

健康不衰老，先养腿和脚

第九章

走掉疾病，
走出一个好身体

预防疾病

现代人走路的机会越来越少，一方面，交通工具越来越发达，人们就会产生懒惰的心理；另一方面，随着生活节奏变快，人们每天都会有很多事情要做，走路就变成了一件奢侈的事情，因为走路会浪费时间。

其实，走路大有学问，也有很多讲究。想要保持身体健康，每天就要坚持走路半个小时左右。可能短时间难以看出这种运动方式对身体健康有什么好处，但是坚持运动，效果就会非常明显。下面来介绍一下走路的好处。

一、预防动脉硬化

如今，人们的生活水平提高了，饮食水平也提高了，但是饮食的规律性却成了问题，正是这种高营养却并不规律的饮食习惯，使得人体的胆固醇含量大大升高，诱发心肌梗塞。每天坚持走20分钟，可以帮助脂肪燃烧，降低胆固醇的含量。

二、预防乳癌、直肠癌

研究表明，如果一个星期之内，每天运动的时间在4个小时以上，乳腺癌的发生几率就会大大下降，经常运动，人体内的动情激素的分泌量就会下降，这种激素会促进乳腺癌的发生。还有一项研究表明，经常走路，直肠癌的发生几率也会大大降低，因为走路的过程，能够促进肠道蠕动，最终肠道中的代谢废物就能够被直接排出体外，肠道健康也就有了保障。

三、预防骨质疏松

走路的过程不但能够锻炼身体的肌肉，对骨骼的健康也非常有益。研究表明，20岁时如果坚持有规律地走路锻炼，就能够增加钙源堆积，防止钙元素流失，骨骼也就能够摄入更多钙质，预防骨质疏松。

四、降低关节病发病率

众多关节疾病中，发病率最高的是膝关节损耗，走路能够锻炼膝关节附近肌肉，减轻膝关节疼痛。但是运动时最好把握好时间间隔，给关节适当的调节时间。

走路既健康又省钱，又不会产生副作用，适当的运动也不会增加身体负担。要保证身体健康，就要充分利用自己的双脚，经常活动。坚持每天走路是最好的运动方式，其实步行可以体现在生活中的很多方面，比如不乘电梯而是走楼梯，或经常出去逛街等，都是很好的步行运动方式。

缓解压力

现代人压力过大，会使身心健康面临严重的威胁，而适当的运动可以有效缓解压力。

走路疗法是一个健康又省钱的方法，这种疗法最大的好处就是没有副作用。走路疗法对缓解压力而言有以下几个功效：

一、调节大脑兴奋中枢

我们的大脑是个非常复杂的器官，面对不同刺激会做出不同的回应。如果我们长时间将精力集中在某件事情上面，大脑中的相关区域就会变得兴奋，长期如此，大脑相关区域会疲劳，能力会大大降低，整个大脑活性下降，人对事物的反应能力也会下降。走路可以使大脑活性、协调性得到改善。

二、维持中枢系统良性状态

运动的过程中，大脑的神经中枢会分泌出一些激素，它们能够有效调节大脑活性，使人体处于积极健康状态。

神经衰弱多为精神压力过大导致，治疗神经衰弱，不仅需要依赖安神药物，还应配合运动治疗，走路能够很好地缓解身心压力，对身体健康非常有益。

正确的走路方式可以消除身体疲劳，缓解身心压力：走路的时候挺直腰背，挺胸提臀，能够很好地支持背部；走路的过程中，臀部要用力，然后向外伸腿，走路的过程中脚尖微微点起；身体的每个部位都要处在放松的状态，呼吸要有节奏。保持正确的走路方式，身心会更加放松，身体更健康。

走出好心情

体育运动能够帮助人们释放心中的郁闷，内在环境发生改变，郁闷少了，好心情自然就多了。运动的时候，人们会将所有的注意力都转移到运动上，减少脑中消极的想法。运动还可以使心肌发达，心肌收缩有力，血管壁弹性增强，从而使肺通气量增大，肺活量增加，肺的呼吸功能提高，紧张的情绪会得到缓解。

心理医学专家认为，产生抑郁情绪也可能是由于严重缺乏运动，而走路是最好的有氧运动。它能够提高人的注意力，调节神经的兴奋程度，从而改善心理状态。运动时还要注意以下几点。

调整运动时间。可以选择在每天下午的3点到晚上8点这段时间进行锻炼，效果更好。有些人认为清晨锻炼身体有益健康，但清晨五六点钟时，空气质量较差，此时锻炼对呼吸系统不好。

注意运动量。每天的运动量应当平均一下，不能今天的运动量非常大，明天运动量非常小甚至不运动，这种运动方式对健康并不会有太大的帮助，还可能会影响心率，进而影响人体健康状况，因此，每天的运动量最好控制在适宜的范围内。

注意运动强度。男人、女人、老人、小孩的身体素质是不一样的，能承受的运动强度也是不同的，只有根据体质的不同选择不同强度、不同量的运动，对身体才是有益的，才能收获健康。

调节血压

实践证明，适度地运动有助于降血压。运动过后，人体的交感神经张力会下降，血管顺应性也会改变，人体压力感受器敏感性上升，血液循环外周阻力下降，血压自然就降下来了。太极拳、快走等都是非常不错的锻炼方法，能够增强心血管系统功能、降低冠心病、高血压发病几率。

并非每项运动都能够降血压，也并非每项运动都适合高血压患者。有氧运动非常适合高血压患者，而走路是一项很好的有氧运动，此类运动强度适中，持续时间长，以有氧代谢为主。经常进行有氧运动能够改善人体心肺功能、增强心肺耐力。调查结果显示，经常做有氧运动的高血压患者血压会降低或保持稳定。

　　走路时应当以中小强度为主，中老年人要做到定时、定量，坚持不懈。年轻人更应为了身体健康而增加有氧运动的次数。

走路减肥的关键

　　随着社会的发展，越来越多的人开始追求形体美。减肥，成了许多人茶余饭后的热点话题。其实，最简单可行而又有效的减肥方法就是走路减肥，但是走路减肥有其关键点，如果不把握好这几个关键点就很难达到减肥的目的。

　　步行速度。对于想要通过走路减肥的人来说，速度是个非常关键的因素，快了、慢了都有可能达不到预想的效果。走路的速度过快，胃肠的负荷就会增大，食物消化会出现问题，甚至导致胃痛；走路太慢，减肥的效果就不明显。因此，我们应当针对自己的身体状况，制定合理的锻炼计划，找出合适的锻炼速度。比如半小时走4公里，保持半小时大步走的姿势等。

　　步行时间。行走是非常简单易行的锻炼方法，深受广大减肥人士青睐，但是要注意，走几分钟和走1个小时的效果是不同的，餐后运动和餐前运动的效果也是不同的。如果想要迅速脱脂，应当选择餐后两小时锻炼，因为这个时候人体的脂肪为一天之中的最大值，这个时候运动消脂的速度会更快些。

　　如果因为工作、生活琐事等抽不出时间锻炼身体，可以将零散的时间拼凑在一起，有时间的时候就锻炼，保证每天总的锻炼量不变。

　　步行路程。每天行走总路程为5～10公里比较适宜。运动的速度越快，身体活动范围越大，体内脂肪燃烧得就会越多，消脂的效果也会更明显。但是应当根据自身条件进行锻炼，不能走得过远或过快，以免出现肌肉拉伤等意外，要根据自身状况有计划地运动。

　　坚持不懈。如果每天晚饭后坚持行走至少30分钟，2到3个月后就能看到效果。

放松腿脚

在日常生活中，我们经常走路，会让腿脚处于紧张的状态，经常感到疲累，应当将走路和放松腿脚很好地结合。那么，怎样放松腿脚呢？

拍打小腿是最为简便易行的放松方式。想放松腿脚，应当首先放松紧绷的小腿肌肉，因为肌肉过度紧张，身体也会处在紧张状态，身体难以放松，腿脚神经就会变得敏感，进而出现腿抽筋。可采取坐姿或站姿，一只脚抬起，双手握拳，轻轻地拍打小腿，每次拍打3～5分钟。也可以用浴盐泡腿脚，将小腿充分浸泡在浴盐中，放松紧张的腿脚肌肉，浸泡过后用双手力度适中地拍打腿脚，能够起到非常好的按摩作用。

经常穿高跟鞋的女性，腿脚会变得紧绷不舒服，可以通过以下方法来缓解腿部的压力。在走路时尽量将双脚想象得很轻盈，脚不要抬得太高，时常换平底鞋穿一穿，这样可以缓解脚部的磨损。或取站立姿势，双手自然下垂，双脚打开与肩同宽，慢慢将双脚脚跟抬起来，再放下，这样可以使腿部的肌肉得到放松。在踮脚尖的时候，一定要注意自身的平稳，可以扶墙或家具，但是不要踮着脚尖走路，因为这样很容易加重小腿的负担。

倒退步行益处多

倒退步行是"反序运动"的一种。这种运动方法与我们常规的生活习惯相反，但预防和治疗疾病的效果却十分显著。

研究人员认为，经常进行倒退步行，不仅能够增强腿部力量，而且实验发现，倒退行动对心血管系统的健康作用更大。因为倒退着行走要比向前正常行走要多消耗约30%的能量，心率也要增加15%。

倒退步行还有另外一个好处，即能够特别强化股四头肌，也就是膝盖骨上面的那块大肌肉。股四头肌对稳定膝关节有重要的作用，所以强化四头肌也有利于防止膝盖部位受伤。下面介绍三种倒退步行的基本姿势。三种姿势既可以单独使用，也可以按个人的实际需要轮换交替使用。

1. 双手叉腰式。在倒退步行时，将双手分别放在腰部的两侧，拇指在后，按住肾俞穴，有益于泌尿系统；也可以拇指在前，刺激带脉，再向后退步，两者均能刺激腰部的多个穴位，起到治疗和保健的作用。这种倒行的姿势比较安全，容易保持身体的平衡，很适合老年多病和初学者。

2. 动肩摆臂甩手式。倒退行走时，当手臂向后摆动时，同时甩手，可以令十指的血液循环加快。因为我们十指的内外侧有六条经脉，分别是手三阴经（肺、心包、心）和手三阳经（大肠、三焦和小肠）。甩手可以通经活络，祛病强身，适合于倒走已经入门的人。

3. 曲肘握拳式。倒退行走时，双手握拳，拇指在上，或藏于其余四指之中，然后根据步伐前后摆手。摆幅小，阻力少，速度快，这是倒走运动的最佳姿势，适用于倒走已经很有经验者。

在倒走时，要脚尖先着地，脚跟后着地。这种频繁的脚尖活动，可以刺激脚上的六条经络，变换关节活动的角度，增加韧度强度，锻炼平时少动的肌肉群。

另外，在倒行时，肩、臂、肘、手都要与脚部的节奏保持同步。脚走一步，臂摆动一次，左右对应，左脚后退时，右臂向后摆动；右脚后退时，左臂向后摆动。手臂的摆幅通常应掌握在45°左右。如果肩部有病痛，摆幅可稍稍加大，也可回手拍打肩部，左手拍打右肩，右手拍打左肩，能起到预防和治疗肩周炎的功效。

倒退步行时，还要掌握基本的要领，即立正抬头，直颈松肩，双目平视，收腹松胯，双腿直立。退步时，右肩前摆，左肩后摆，同时右腿后退，脚尖先着地，脚跟后落地；接着，变换重心后换脚，再走第二步，要领同前。

走路时，思想还要保持集中，意志放松，呼吸均匀。必要的时候，头部可以微转，用双目的余光扫视后方，以防跌倒。

刚刚练习后退行走的人，不要急于求成，一定要循序渐进，由慢到快，由易到难，持之以恒，最好以每秒钟走两步，30分钟走两公里，身体微微出汗为宜。每天进行1~2次，走后感觉身心舒畅则好。

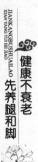

如果走路时感觉腿部疼痛，可以暂时停下；若仅感到腿部酸胀，仍可以继续，不必停止。坚持进行，不仅能够健体强身，还能开发人体潜能，以后还可以发展为倒跑、倒扭、倒跳等。